Sven Kotzbach

Wie wichtig sind Pflegetheorien für die Pflegepraxis wirklich?

Die Selbstpflegedefizit-Theorie

Bibliografische Information der Deutschen Nationalbibliothek:

Die Deutsche Nationalbibliothek verzeichnet diese Publikation in der Deutschen Nationalbibliografie; detaillierte bibliografische Daten sind im Internet über http://dnb.d-nb.de abrufbar.

Impressum:

Copyright © Social Plus 2020

Ein Imprint der GRIN Publishing GmbH, München

Druck und Bindung: Books on Demand GmbH, Norderstedt, Germany

Covergestaltung: GRIN Publishing GmbH

Inhaltsverzeichnis

Abkürzungsverzeichnis

Abb.	Abbildung
Abs.	Absatz
bspw.	beispielsweise
bzw.	beziehungsweise
ca.	circa
lit.	Littera
Nr.	Nummer
z.B.	zum Beispiel
Jg.	Jahrgang
Hrsg.	Herausgeber
Et al.	und andere
SRK	Schweizerisches Rotes Kreuz
BSN	Bachelor of Science in Nursing
MSN	Masterabschluss of Science in Nursing
LWL	Landschaftsverband Westfalen-Lippe
ATL's	Aktivitäten des täglichen Lebens

1 Einleitung und Problemstellung

Vor mehr als 90 Jahren begann die Entwicklung der Pflegewissenschaft in den Vereinigten Staaten und später in den skandinavischen Ländern und Großbritannien. In Deutschland ist die Pflegewissenschaft mittlerweile seit zwei Jahrzenten existent. Mitte der 1990er Jahre hat die Verankerung von Pflegewissenschaft an den deutschen Universitäten und Fachhochschulen begonnen (vgl. Robert Koch-Institut 2004, S. 42; Schaeffer & Wingenfeld 2011, S.9 f). 50 Studiengänge im Bereich der Pflege sind heutzutage in Deutschland vorhanden (vgl. Schaeffer 2002, S. 73). Das ins Leben rufen der Pflegewissenschaft in Deutschland, wurde durch den epidemiologischen und demografischen Wandel und den sich daraus entstehenden neuen Anforderungen in allen Belangen des Gesundheitswesens befördert (vgl. Schaeffer & Wingenfeld 2011, S. 9). Die Orientierung der Pflegewissenschaft ist an einer professionellen Lösung praktischer Aufgaben ausgerichtet, weshalb diese Disziplin zu den Praxisdisziplinen zählt (vgl. Robert- Koch-Institut 2004, S. 42). Es existieren verschiedenste Definitionen von Pflegewissenschaft. Die Pflegewissenschaft, als Wissenschaft der Fürsorge, mit all deren Ausprägungen und Aspekten, als humanistische Wissenschaft und damit eine Wissenschaft der menschlichen Erfahrung von Krankheit und Gesundheit. Als Ordnungsprinzip validierter pflegerischer Erkenntnisse, womit pflegerisches Erfahrungswissen anschaulich erfasst, validiert, geordnet und weitergegeben werden kann. Ebenso als Handlungs– und Praxiswissenschaft (vgl. Brandenburg & Dorschner 2008, S. 48 f). Nach Meleis gilt die Pflege in der Pflegewissenschaft, als ein vielschichtiger Handlungs- und Erlebensbereich, der den Zugang zur Theorie erforderlich macht (vgl. Meleis 1999, S. 73 ff). Es besteht die Notwendigkeit theoretische Annahmen empirisch zu überprüfen. Die Abgrenzung zu anderen Wissenschaftsbereichen, als auch die Eigenständigkeit der pflegerischen Disziplin ist eindeutig erkennbar. Die Aufgaben der Pflegewissenschaft sind Methodenentwicklung, Theorieentwicklung, empirische Pflegeforschung, Wissensvermittlung, sowie die Praxiserprobung und Umsetzung (vgl. Brandenburg & Dorschner 2008, S. 51). Parameter die in einer Wissenschaft verallgemeinert sind, werden von einem Metaparadigma umschrieben, womit eine Arbeitsgrundlage geschaffen wird. Wissenschaftliche Aufgaben werden durch das Metaparadigma in einer Disziplin mit einbezogen. Demzufolge muss das Metaparadigma perspektivneutral, eine internationale Gültigkeit besitzen und alle relevanten Phänomene umfassen. Die relevanten Phänomene in der Krankenpflege sind Umwelt, Pflege, Gesundheit und Person. Diese vier Begrifflichkeiten sind mit dem Metaparadigma verbunden und werden als zentrale Begriffe der Pflege angesehen (vgl. Fawcett 1998, S. 16 ff). Demnach muss eine Pflegetheorie, Aussagen über den zugrunde liegenden Gesundheitsbegriff, Menschenbild, die Aufgaben der Pflege, sowie die Wichtigkeit der sozialen Bezüge beinhalten (vgl. Steppe 2000, S. 92).

Die professionelle Pflege ist in vielschichtigen und sehr unterschiedlichen Tätig-keitsbereichen vorzufinden (vgl. Robert-Koch-Institut 2004, S. 42). Pflege ist eine Profession und Disziplin zugleich. Die beiden Aspekte Pflegeprofession und Pflegedisziplin sind in der Pflegepraxis nicht voneinander zu trennen. Die Pflegepraxis wird von Wissen geprägt, dass durch die Profession generiert wird. Erfahrungen aus der Pflegepraxis ermöglichen einen Leitfaden für die Entwicklung theoretischen Wissens. Die Disziplin Pflege bietet eine Wissensbasis für die Pflegepraxis und entwickelt das Verständnis der wissenschaftlichen, oder theoretischen Grundlage für die Pflegepraxis weiter (vgl. Taylor & Renpenning 2013, S. 7 f). Die professionelle Pflege hat das Ziel, innerhalb des Prozesses der zwischenmenschlichen Zuwendung, Handlungen bei der Harmonie von Seele, Geist und Körper, die Selbsthilfe und die Selbstheilungskräfte des Patienten zu aktivieren. Die Pflegenden gehen aktiv auf den Patienten und seinen subjektiven Empfindungen ein. Demnach nimmt die Pflegekraft den Patienten in seiner Ganzheit wahr. Der Patient wird nicht auf seine Verletzung oder Erkrankung reduziert, sondern wird mit Menschlichkeit und Würde wahrgenommen (vgl. Watson 1996, S. 67 f). Zu der Pflegewissenschaft gehören, neben der Pflegeforschung, die Pflegetheorien. Ende der 1990er Jahre kam es durch einen hohen Bedarf an pflegewissenschaftlicher Theoriebildung zu einer vielfältigen Zuwendung zu den Pflegetheorien aus den USA (vgl. Stemmer 2004, S. 130). Um die Jahrhundertwende begann die Auseinandersetzung mit den Schriften von Florence Nightingale bezüglich der Pflegetheorien. Für Florence Nightingale war das Verständnis von Pflege, eine unterstützend helfende Hand der natürlichen Heilung. (vgl. Schaeffer, Moers, Steppe & Meleis 2008, S. 17). Die Theorieentwicklung begann abgesehen von Nightingales ersten Anfängen in der Pflege, etwa ab den 1950er Jahren, in den USA. Pflegerelevantes Wissen wurde durch die Entwicklung eines Bezugsrahmes identifiziert und strukturiert. Die Theorien, die von 1950 bis zu Beginn der 1980er Jahre entwickelt wurden, postulieren normativ ein Idealbild pflegerischen Handelns (vgl. Stemmer 2003, S. 51 f).

Durch Pflegetheorien werden Aspekte der Realität reflektiert. Sie enthalten Grundannahmen, sind dynamisch und vorläufig (vgl. Schaeffer et al. 2008,S. 28).

Diese Theorien sind schriftlich festgehaltene Darstellungen, womit Bilder und Vorstellungen von Pflegekräften besser verstanden werden können. Hinzukommend wird die Kommunikation unter den Pflegekräften verbessert (vgl. Fawcett 1988, S. 16). Die Pflegetheorie wird von Meleis als *„Konzeptualisierung einiger Aspekte der Pflegerealität, die mit dem Ziel zusammengestellt werden, um damit Phänomene zu beschreiben, Beziehungen zwischen Phänomenen zu erklären, Folgen vorherzusagen oder Pflegehandlungen vorzuschreiben"*, definiert (vgl. Meleis 1999, S. 43).

Die Hauptthematik dieser Bachelorarbeit soll die Selbstpflegedefizit-Theorie von Dorothea E. Orem, welche in vielen Ländern, auch in Deutschland bereits zur Anwendung kommt, sein. Demnach wird durchleuchtet, inwieweit die Pflege und die dazugehörigen Theorien in den verschiedensten Ländern etabliert sind. Die Gewichtung und Tragweite für die Praxis von Orems Theorie für die Pflegewissenschaft, soll ebenfalls beleuchtet werden.

Infolge dessen folgt die Darstellung von Dorothea E. Orems Lebenslauf, gefolgt von der Veranschaulichung der Selbstpflegedefizit-Theorie mit ihren zugehörigen Komponenten. Das Verständnis des Pflegeprozesses für Orem, wird im Einzelnen erörtert. Anschließend stellt der Autor eine Situation auf einer Intensivstation vor, wodurch ein möglicher Bezug von Dorothea E. Orems Theorie hergestellt werden soll.

Als Fazit wird die Notwendigkeit der Selbstpflegedefizit-Theorie und deren Wirksamkeit für den pflegerischen Alltag betrachtet. Die Theorieentwicklung stellt einen bedeutsamen Fortschritt für die Pflegewissenschaft dar, weshalb sich die Frage stellt „Welche Relevanz haben Pflegetheorien in der Pflegepraxis?"

2 Definition und Bedeutung von Metaparadigmen für die Pflege

Das Metaparadigma ist in der Pflegewissenschaft die abstrakteste Ebene des hierarchisch strukturierten Pflegewissens. Es wird als eine Art „Weltbild" deklariert, das allen Theorien der Pflege zugrunde liegt und einen Rahmen bildet, jedoch keinerlei praktische Orientierung für konkrete Aktivitäten bietet. Es setzt Gesundheit, Pflege, Umwelt und Person in Beziehung zueinander.

Ein Metaparadigma enthält Aussagen für die Pflege, welche pflegerischen Aspekte in einer Theorie eingebracht werden sollten. Die derzeit allgemein bekannten Eckpunkte sind:

- Pflege (jegliche Aktivitäten, die eine Pflegekraft für einen Pflegebedürftigen ergreift)
- Gesundheit (Gesundheitlicher Status des Pflegebedürftigen, d.h. Behinderung, Sterben, akute / chronische Krankheiten, Gesundheitsgefährdung und Wohlbefinden)
- Umwelt (Bezugspersonen, Umgebung wo Pflege stattfindet)
- Person (Empfänger, Nutzer pflegerischer Handlungen) (vgl. Nikos Karimis 2017, https://flexikon-mobile.doccheck.com/Metaparadigma).

3 Was sind Pflegetheorien

Theorie ist ein Wort das seine Herkunft aus der griechischen Sprache hat und bedeutet so viel wie, den resultierenden Erkenntnisgewinn durch das Betrachten, das Anschauen.

Als Gegenbegriffe gelten zum einen die Tätigkeit, das Geschäft, das Handeln, die Praxis und zum anderen die Erfahrung und Übung durch den Versuch, die Empirie (vgl. Seifert 1989, S. 368).

Was ist jedoch Pflegetheorie? Dieser Begriff wird unterschiedlich definiert und aufgefasst und gilt demnach als nicht eindeutig, da auch die jeweilige Begrifflich-keit von Krankenpflege (wie beschreibt man zentrale Funktionen und Aufgaben) und Theorie (mit Blick auf Funktion, Struktur und Inhalt) nicht eindeutig und damit für die Allgemeinheit verständlich ist (vgl. Kirkevold 1997, S. 17).

Walter bezieht sich auf Arets 1996 und Schröck 1996, wenn er festhält, dass unter Pflegetheorien formelle Behauptungen oder Aussagen zu verstehen sind, *„die eine Gesamtheit von miteinander verbundenen Konzepten darstellen, welche eine systematische Betrachtung eines Phänomens (aus dem Pflegebereich) ermöglichen. Diese Behauptungen sind zum einen so gestaltet, dass sie jederzeit nachvollziehbar, also überprüfbar sind. Zum anderen sollen sie das Phänomen beschreiben, erklären und Voraussagen darüber ermöglichen"* (vgl. Walter 1999, S. 81).

Die Entwicklung der amerikanischen Krankenpflege hat die der europäischen Länder in den letzten Jahrzehnten weitgehend beeinflusst. Es kam vermehrt zu Übersetzungen der Pflegetheorien aus den USA in die jeweilige Landessprache, womit diese für die Praxis zugänglich gemacht werden konnten. Die Kranken-pflege aus Großbritannien sei hier außen vor, denn Sie hatte bereits einen frühen Zugriff auf die Pflegetheorien aus den USA.

Van Kampen hat in seiner Diplomarbeit eine kritische Untersuchung amerikani-scher Pflegemodelle unternommen. Unter anderem ist er dabei der Frage nach-gegangen, ob Theorien überhaupt als solche deklariert werden können. Entspre-chen diese ausreichend den wissenschaftlichen Kriterien, oder handelt es sich lediglich um Ideen und Modellvorstellungen, deren Wert angezweifelt werden kann (vgl. van Kampen 1998, S. 19 f) ?

Im nachfolgenden Kapitel werden die Pflegetheorien grob eingeteilt. Aufgrund von zahlreichen unterschiedlichen Einteilungen wird auf eine Arbeit von Hilde Steppe zurückgegriffen, die sich wiederum an Alaf Ibrahim Meleis orientiert (vgl. Steppe 1989, S. 255-262).

3.1 Einteilung der Pflegetheorien

Laut Steppe ist für die Zukunft der Pflege, mit Hinblick auf ökonomisch angespannten Zeiten, die Auseinandersetzung mit Pflegetheorien unabdingbar. Für die Pflege ein eigenes Wissen- und Gedankengebäude zu erbauen und den „Bau'" dieses „Hauses" ständig reflexiv voranzutreiben und zu begleiten, ist ein Ziel, dass dauerhaft zu verfolgen ist.

In der Pflege bedeutet Theorie, sich zahlreichen Quellen und Wissenschaften zu bedienen, um diese für die Pflegepraxis nutzbringend zu integrieren, weiter zu entwickeln und aufzuarbeiten.

Laut Steppe steckt die Pflegetheorieentwicklung in Deutschland gegenüber den der USA und England noch in den Kinderschuhen, was auf unterschiedliche historische Entwicklungen zurückzuführen ist. Demnach ist in Deutschland im 19. Jahrhundert die freiberufliche Pflege, sofort der naturwissenschaftlich orientierten Medizin, als Hilfsberuf zur Seite gestellt worden, als ein solcher von Beginn an konstruiert und geplant. Daraus folgert aus einer möglichen Gesundheitspflege die Krankenpflege, zugeschnitten zum medizinischen Krankheitsmodell. Somit werden Ärzte Jahrzehntelang zum Lehrpersonal für Pflegekräfte und bestimmen, die Inhalte des Lehrplans, teilweise bis in die heutige Zeit hinein. So gilt über fast ein Jahrhundert Florence Nightingale als einzige Theoretikerin. Sie beschreibt 1859/1860, dass sich die Pflege grundsätzlich so organisieren soll, dass die Umgebung, des zu pflegenden Patienten, entsprechend gesundheitsfördernd zu gestalten ist, um die Wirkung der Selbstheilungskräfte, Entfaltungsmöglichkeiten zu bieten. Steppe verweist darauf, dass Florence Nightingale gegenüber der damalig rasch entwickelten Mikrobiologie, mit Erforschung und Entdeckung der Krankheitserreger, zu ihren Lebzeiten eine ablehnende Haltung einnahm. Jahrzehnte nach ihren Veröffentlichungen erlangte Sie weltweit großen Einfluss auf die Pflegepraxis und Ausbildung, dennoch basiert die Pflege derweil immer noch oftmals auf tradierte Alltagstheorien und Erfahrungswissen.

Zu den ersten Pflegetheorien kam es erst Mitte des letzten Jahrhunderts, welche Soziologische, psychologische und sozialwissenschaftliche Erkenntnisse zum Ausdruck brachten. Daraus folgert klarstellend, dass die Pflege zu komplex ist, um diese ausschließlich mit dem Biomedizinischen Modell ausreichend erklären zu können. Der Mensch ist nämlich ein komplexes Bio-psycho-soziales Wesen, weshalb sich die Pflege mit dem Kranken, als auch mit dem gesunden Menschen beschäftigt.

Um die derzeit etlichen Pflegetheorien einordnen zu können, unterteilt Meleis diese in drei Kategorien mit einer jeweiligen Leitfrage:

1. Was machen Pflegekräfte? (Bedürfnismodelle)
2. Wie führen Pflegekräfte Ihre Tätigkeiten aus? (Interaktionsmodelle)
3. Warum führen Pflegekräfte Ihre Tätigkeit aus? (Pflegeergebnismodelle)

3.2 Was sind Pflegemodelle

Aufgrund der theoretischen Ansätze der Pflegemodelle, werden diese oftmals mit den Pflegetheorien gleichgesetzt. Jedoch müssen Pflegetheorien mittlerer Reichweite, die versuchen Pflegephänomene oder Probleme vorherzusagen, beschreiben, oder zu erklären (z.B. den Schmerz), von Pflegemodellen unterschieden werden.

Pflegemodelle werden aus Pflegetheorien hergeleitet. Sie formulieren Aufgaben und Ziele der Pflegepersonen und liefern eine Struktur für die Pflegeplanung. Außerdem machen sie allgemeine Aussagen über:

- Krankheit und Gesundheit
- Pflege
- den Menschen / das Menschenbild
- Umgebung und Umwelt (vgl. Jannik Blaschke 2017, https://flexikon.doccheck.com/de/Pflegemodell)

3.3 Bedürfnismodelle

Historisch betrachtet gehören die Pflegebedürfnismodelle zur ersten Gruppe, die ausgearbeitet werden. Mit der Ausnahme von Peplau (1952), welche zwar innerpsychische Bedürfnisse beschreibt, sonst aber von Meleis unter die zweite Gruppe zugeordnet wird, haben die Theoretikerinnen (Abdellah 1960, Dorothea Orem 1959, Henderson 1955) den Pflegeprozess, bezüglich der Patienten, bedürfnishierarchisch betrachtet und geschaut, wie diese über eine entsprechend pflegerische Begleitung und Betreuung möglichst erfüllt werden können. Aus den Bedürfnissen, ob ein Patient diese nur unter Hilfestellung, oder selbst erfüllen kann, leitet sich der Pflegebedarf ab. Können diese Bedürfnisse von Pflegekräften erkannt und professionell befriedigt werden?

Durch die Hilfe von Theorien anderer Disziplinen versuchten Abdellah (21 Pflegeprobleme), Dorothea Orem (Selbstpflegedefizit), Henderson (14 Grundbedürfnisse), Erickson (Entwicklungsmodell), oder Maslow (Bedürfnispyramide), sich vom Bio-medizinischen-Modell ein Stück weit zu distanzieren, um wieder vom Krankheits- und Defizitmodell ausgehend, den Patientenproblemen zu begegnen.

3.4 Interaktionsmodelle

King (1968), Orlando (1962) und Peplau (1952) gelten als Pflegetheoretikerinnen ‚der Interaktion, seit der ersten Stunde. Im Mittelpunkt ihrer Überlegungen stellen sie die Interaktion zwischen der zu pflegenden Person und der Pflegekraft. Die Pflege wird hier als ein prozesshaftes Geschehen beschrieben. Es expandiert die humanistische Psychologie (Rodgers, Maslow) mit einem Reifungsprozess und einem positiven Menschenbild, unter anderem verstärkt durch spezielle Gesprächsformen. Existentialistische Philosophie, Phänomenologie und Interaktions-Theorie erlangten eine zunehmende Bedeutung.

Obwohl sich der Prozess auf das zwischenmenschliche Geschehen fokussiert, bleiben Bedürfnisstrukturen erkennbar. Somit erarbeitet King ein Prozess von Aktion-Reaktion-Interaktion, wo über die Wahrnehmungen, von zu pflegender Person zu Pflegekraft, eine Möglichkeit zur Verständigung, über Ziele erfolgen kann und soll. Bei der Bedürfnisbefriedigung betont Orlando den Aspekt der pflegerischen Planung der zu pflegenden Person und Peplau arbeitet sich an der Übertragung von intrapsychischen Bedürfnishierarchien entlang.

Über die Hervorhebung der Beziehung werden anderweitige Gesichtspunkte vernachlässigt, dennoch gibt es zahlreiche theoretische Fundierungen *„der heute noch gültigen Prinzipien von ganzheitlicher Pflege"* (vgl. Steppe 1989, S. 260).

3.5 Pflegeergebnismodelle

Bei diesen Modellen, für die Roy (1960), Rogers (1960), Levine (1960) und Johnsen (1958) stehen, geht es hauptsächlich um Ergebnisse, die Pflege erzielen soll. System, Entwicklungs- und Anpassungstheorie stehe *„Pate"* für diese Art Pflegemodell, welches als außerordentlich Abstrakt gilt.

Pflegetheorien lassen sich - ganz allgemein - nach ihrer sogenannten Reichweite einteilen, für eine bessere Unterscheidung. Demnach gibt es für Pflegetheorien unterschiedliche Einteilungsgrade, die nach Ruth Schröck wie folgt aussehen (vgl. Schröck 1996, S. 61-63):

- Theorien mit einer großen Reichweite werden auch als Grand Theorien tituliert. Nach Schröck würde Martha Rogers zu eine Pflegetheoretikerin zählen, mit einer großen Reichweite, wie auch Florence Nightingale. Diese Grand Theorien sollen als nützlich gelten, da aus einer großen Theorie sich mittels kleineren Theorien, spezifische Phänomene gezielter untersuchen und entwickeln lassen.

- Theorien mit mittlerer Reichweite lassen sich zwischen den kleinen und großen, oft komplexen Theorien, einordnen. Die mittlere Reichweite erreichen die meisten Pflegetheoretikerinnen. Beispielsweise Erkenntnisse aus zahlreichen Studien, über das Phänomen Schmerz, können miteinander in Kompatibilität gesetzt werden, zu untersuchten Phänomenen der Aggression, oder der Angst.

- Theorien mit geringer Reichweite werden auch als Mikrotheorien tituliert. Wesentlicher Bestandteil dieser Theorien ist es die (theoretische) Aussage durch Untersuchungen zu bestätigen, oder zu widerlegen. Mit dieser Art von Theorien arbeitet man auf der Handlungsebene der Wissenschaft, demzufolge die Umsetzung von Erkenntnissen.

Die Entwicklung von Pflegekonzepten, Modellen und Theorien ist nicht abgeschlossen. Diese Entwicklung wird stets weitergehen, da sie ein Teil der Pflegeforschung ist und Pflegeforschung wie Theoriebildung, gelten als Teile einer Verwissenschaftlichung in der Pflege (vgl. Walter 1999, S. 79)

4 Gründung und Etablierung der Pflege

4.1 In Deutschland

Durch die Ausbreitung und der entsprechenden Legalisierung des Christentums ‚im Mittelalter‚ stieg auch das Verständnis dafür an, Kranke zu versorgen. Die Versorgung von erkrankten Menschen geschah, zu dieser Zeit, primär aus Nächstenliebe. Aus diesem Akt entsprang der Begriff der Caritas, was so viel wie die christliche Nächstenliebe bedeutet, *„die die Pflege am Nächsten als Dienst an Gott ansieht"* (vgl. Lauber 2012: S. 28 / Schwarz 2009, S. 77). Ebenfalls wurden, durch die Verbreitung des Christentums, vermehrt Kloster erbaut, wodurch es wiederum zu einer vermehrten Versorgung, von Armen und chronisch Kranken durch Ordensleute (Mönche und Nonnen) kam (vgl. Lauber 2012: S. 32 f). Im Mittelalter wurde allgemein von einer Klostermedizin gesprochen, auch wenn neben den, in der Pflege, beschäftigten Ordensleuten schon lange die Heilberufe der „Chirurgen, Bader und Hebammen" etabliert waren (vgl. Lauber 2012, S. 34). Nicht direkt an der Versorgung von Kranken beteiligt, waren Ärzte, die hingegen als Berater konsultiert wurden (vgl. Lauber 2012, S. 34).

Zu Beginn des Mittelalters war besonders hervorstechend, die von Benedikt von Nursia gegründete Ordensregel. Nach dieser Regel lautete das Fundament zur Umsetzung von Pflege und Medizin, sich zu verpflichten zu *„Demut, Ehelosigkeit und Armut, Gehorsamkeit gegenüber den Abt und praktischer Tätigkeit zum Nut-zen des Klosters, unter dem Leitspruch „Ora et labora" {Bete und arbeite}"* (vgl. Lauber 2012, S. 32). Diese Aufopferung ist eine Grundsatzregel, die bis heute anhält (vgl. Kleinevers 2004, S. 70). Ähnliche Grundsätze wie *„Pflege das Leben, wo du es triffs"* von Hildegard von Bingen, sprachen der Pflege als Berufsbild tendenziell die Nächstenliebe zu (vgl. Lauber 2012, S. 34). Des weiteren wird die Pflege als eine „Liebestätigkeit" betitelt (vgl. Kelm 2008, S. 24). Für die Veranschaulichung der Pflege als Liebestätigkeit war hauptsächlich die Kirche verantwortlich (vgl. Schwarz 2009, S. 79). Die Pflege als Berufung zu sehen und sich dieser aufopferungsvoll hinzugeben, galt als primäres Ziel (vgl. Schwarz 2009, S. 82 / vgl. Bögemann-Großheim 2011, S. 9). Ein Verzicht auf Freiheit, als auch ein Dienst mit 11 bis 18 Stunden pro

Tag, war üblich, denn bis in das 19. Jahrhundert waren arbeitsfreie Tage und Urlaub vollkommen unbekannt (vgl. Bischoff-Wanner 2000, S. 28).

Der Pflegeberuf etablierte sich ab dem 19. Jahrhundert immer mehr zu einem Frauenberuf (vgl. Bischoff-Wanner 2000, S. 17 / Bürki 2008, S. 113 ff). Diese Gegebenheit knüpfte an das Rollenbild der Frau, sowohl des 19. Jahrhunderts, wie auch des 21. Jahrhunderts, denn *„die Frau verkörperte Gehorsamkeit, Selbstlosigkeit, Emotionalität, Opfertum und Dienen"* (vgl. Schwarz 2009, S. 78). Im 19. Jahrhundert war es für die Frauen wichtig, dass Sie einen Beruf praktizieren, der Ihrer *„weiblichen Natur"* entsprach (vgl. Schwarz 2009, S. 78). Das feminine Rollenbild der Frau hat sich bis heute nicht grundsätzlich verändert (vgl. Landenberger et al. 2005, S. 68). Bis heute gilt der Pflegeberuf als einer der größten weiblichen Berufe in Deutschland (vgl. Schwarz 2009, S. 76).

> „Bis im 19. Jahrhundert zählte der Pflegeberuf zu den sogenannten „stummen Beruf". Damit ist gemeint, dass es sich um Pflegekräfte handelte, die aufopferungsvoll arbeiteten und sich bezüglich „schlechten" Arbeitsbedingungen nicht gesträubt haben".[1]
> (vgl. Bischoff-Wanner 2000, S. 17; 30 / vgl. Schwarz 2009, S. 82)

Obgleich es Berufsgruppen, wie Verbandsfunktionäre, oder Ärzte gab, die diese prekären Arbeitsbedingungen in der Pflege wahrgenommen haben und auch artikulierten, wehrten sich die Pflegekräfte gegen eine Gleichstellung mit den Proletariern (dauernd und erblich ins Lohnverhältnis gebundene Arbeiter), als auch gegen einen denkbaren Verfall der pflegerischen Ideologie (vgl. Bischoff-Wanner 2000, S. 31 f. / vgl. Schwarz 2009, S. 82).

Arbeitslosigkeit, diskussionswürdige Arbeitsbedingungen, undefinierte Tätigkeits-felder und geringe Bezahlung, waren Bestandteile der Pflege bis in den ersten Weltkrieg hinein (vgl. Lauber 2012, S. 55). Das Ideal des Dienens und die untergeordnete Rolle gegenüber dem Arzt, blieb auch nach dem zweiten Weltkrieg, verinnerlicht (vgl. Lauber 2012, S. 55 / vgl. Schwarz 2009, S. 84). Erst viele Jahrzehnte später, sollte aus dem Pflegeberuf des Dienens eine Dienstleistung werden (vgl. Schwarz 2009, S.82 f. / Robert Bosch

---

[1] nach Fritschi, Alfred: Schwesterntum. Zur Sozialgeschichte der weiblichen Berufskrankenpflege in der Schweiz 1850-1930. Zürich 1990, S. 16.

Stiftung 1996, S. 19). Erst während des Bestehens der Weimarer Republik änderte sich das Berufsbild der Pflege, was mit Arbeitszeitregelungen, Unfallversicherungen und Tarifverträgen verbunden war (vgl. Schwarz 2009, S. 83).

In den 50er Jahren, als die ersten Pflegekonzepte, mit einem patientenorientierten Ansatz aus den USA , die Pflege in Deutschland erheblich beeinflusst haben, wurde aus dem ursprünglich christlichen Leitbild, ein Beruf der Selbstverwirklichung, mit professionellem Anspruch (vgl. Schwarz 2009, S. 84).

Obwohl sich die Pflege erst im späten Mittelalter in den USA etablierte, waren die amerikanischen Pflegekräfte hinsichtlich ihres pflegerischen Leitbildes, anfang des 20. Jahrhunderts, scheinbar fortgeschrittener, als in Deutschland (vgl. Abschnitt 4.1). Durch den amerikanischen Einfluss entwickelte sich die Pflege immer weiter zu einer ganzheitlichen, am Patienten orientierten Dienstleistung, welche durch die Ordensschwester Liliane Juchli, in den 80er Jahren, geprägt wurde (vgl. Schwarz 2009, S. 84 ff).

In Deutschland setzte erst zwischen 1989 und 1994 die Akademisierung der Pflege in Hessen ein, jedoch nicht primär bezüglich des gesellschaftlichen Ansehens der Pflege, stattdessen sollte mit der Akademisierung der Pflegenotstand reduziert werden (vgl. Grewe, Stahl 2008. S. 109).

4.2 In den USA

Erst im 17. Jahrhundert etablierte sich die Pflege in den USA, nachdem Siedler, europäischer Herkunft, dort Einzug hielten und die ersten Kolonien gründeten (vgl. Judd et al. 2010, S. 8). So gehörten zu den Immigranten britische als auch deutsche Siedler, welche europäische Ansichten und Wertvorstellungen der Pflege mit nach Amerika brachten und diese dort im Laufe der Zeit fortentwickelten (vgl. Judd et al. 2010, S. 12).

Kranke und Arme Menschen sind in Pest- oder Armenhäusern untergebracht worden, damit Sie von der Öffentlichkeit fern gehalten werden (vgl. Judd et al. 2010, S. 8). Durch den dreißigjährigen Krieg mussten zahlreiche klösterliche Ein-richtungen für Kranke und Arme geschlossen werden, weshalb viele Pflege-kräfte, die ungelernt waren, die Kranken und Armen Menschen versorgt hatten. Es gab zu dieser Zeit keine Schulung der Pflegekräfte, ebenso verschwand das christliche Leitbild in Bälde (vgl. Judd et al 2010, S. 13 f). Oftmals wurden die Kranken und Armen Menschen von den ungelernten Pflegekräften zu Ihrer Miss-gunst ausgenutzt. Sie bestahlen die Patienten, ließen sich für den „Liebesdienst" bezahlen, oder versorgten die Patienten für alkoholische Getränke (vgl. Judd et al. 2010, S. 14). Dabei brachte die Rolle der Pflegekraft immer etwas mütterliches mit sich, wodurch sich die englische Bezeichnung „Nurse" entwickelte (vgl. Basford, Slevin 2003, S. 106).

Die amerikanische Pflege glich vor allem die der Briten (vgl. Judd et al. 2010, S. 14 / Sarnecky 1999, S. 2 f). Zwei Krankenhäuser wurden noch vor dem 19. Jahrhundert im britischem Stil erbaut, welche nicht nur für die verletzten Soldaten zugänglich waren, sondern auch für die Öffentlichkeit und mit ungeschultem Personal besetzt wurden. Zum einen das New York Hospital im Bundesstaat New York und zum anderen das Pennsylvania Hospital in Philadelphia (vgl. Judd et al. 2010, S. 15 ff). Den Standorten dieser Krankenhäuser nach zu urteilen, wird deutlich, dass die Einwanderer europäischer Herkunft über den Atlantik kamen und sich vorerst an der Ostküste von Amerika niedergelassen haben. Während des Unabhängigkeitskrieges von 1775 kamen die Pflegekräfte dann gänzlich zum Einsatz (vgl. Judd et al. 2010, S. 16 / vgl. Sarnecky 1999, S. 4). Der spätere erste Präsident von Amerika, George Washington, veranlasste sämtliche Pflegekräfte dazu, sowohl die selbsternannten, als auch die ungelernten, die verletzten Soldaten zu versorgen.

Als der Krieg 1781 endete kehrten die Pflegenden zurück zu ihren Familien, ohne einer Möglichkeit zur Schulung zur professionellen Pflegekraft, oder einer Fortsetzung ihrer Tätigkeit (vgl. Judd et al. 2010, S. 16 / vgl. D'Antonio 2010, S. 10).

Joseph Warrington, ein Absolvent der Universität von Pennsylvania, gründete im Jahre 1839 einen Krankenpflegeverein (Nurse Society of Philadelphia), wodurch die ersten Unterrichtskurse stattfanden, um Hebammen auszubilden (vgl. D'Antonio 2010, S. 10 f).

In den nachfolgenden Jahren wurden vermehrt Bücher über Pflege und Medizin publiziert, wie zum Beispiel *„A Guide to the Inexperience"*, *„The Principles and Practice of Nursing"*, worin mitunter beschrieben wird, dass der Arzt über die jeweiligen Handlungen der Pflegekraft entscheidet (vgl. D'Antonio 2010, S. 11 / Andrist et al. 2006, S. 25). Ärzte waren überwiegend männlich und Pflegekräfte weiblich. Zu dieser Zeit gab es viele Ärzte, die daran interessiert waren, viele Frauen im Fachbereich der Pflege zu unterrichten. Ärztinnen waren eine Personengruppe die ebenso dazu zählten (vgl. D'Antonio 2010, S. 11 f). Allerdings fanden sie keinen vollen Umfang an Akzeptanz unter den Männern, denn Sie trugen nicht die Eigenschaften, die einen Mann zugeschrieben wurden, wie zum Beispiel *„the firmness and long experience, the physical strength and even the nerve [of a man]"* (D'Antonio 2010, S. 13). Allerdings sorgte die Ärztin Ann Preston dafür, dass Pflegekräfte aus dem häuslichen Sektor, wie auch aus den Krankenhäusern, die selben Unterrichtsinhalte erhielten. Des weiteren sollten keine Unterschiede zwischen den jeweiligen Gesellschaftsklassen, durch ihre männlichen Kollegen gemacht werden, wofür sie sich ebenfalls einsetzte (vgl. D'Antonio 2010, S. 13). Männliche Pflegekräfte waren unter den Frauen genauso wenig akzeptiert, wie weibliche Ärzte unter den Männern. Demnach wurden sie überwiegend als ungelernte Pflegekraft in den Krankenhäusern eingesetzt, was insbesondere an den weitläufig verbreiteten Idealen von Florence Nightingale lag (vgl. Andrist et al. 2006, S. 10). Männliche Pflegekräfte waren zuständig für *„[the] care for insane and violent pati-ents, alcoholics, and men with genitourinary diseases"* (Andrist et al. 2006, S. 10).

Durch zahlreiche Frauenbewegungen in den darauffolgenden Jahrzenten kam es dazu, dass Frauen vermehrt Freiheiten und Rechte bei Eheschließungen und bei dem Erwerb von Arbeit bekamen.

Im 19. Jahrhundert breiteten sich Rassismus und Diskriminierung gegenüber neuen Immigranten aus Russland, Griechenland, China, Italien und den Afro-Amerikanern aus. Dies führte dazu, dass es aus-schließlich „weißen" Frauen gestattet war, als Pflegekraft tätig zu sein (vgl. Andrist et al. 2006, S. 8).

Die Zahl der Krankenpflegeschulen stieg zwischen 1878 und 1900 schnell von anfangs 15 auf 432 an. Diese schnelle Ausbreitung von Krankenpflegeschulen kommt dem Wachstum von Krankenhäusern zu Gute, der zu dieser Zeit exponentiell zunahm. Außerdem waren die Schulen von der finanziellen

Unterstützung der Klinikdirektoren abhängig, sowie von privaten Spenden (vgl. Andrist et al. 2006, S. 9).

1895 kam es zu einer Erhöhung der Ausbildungsjahre, auf drei Jahre. Ebenso hatten die Auszubildenden eine Arbeitswoche von 40 Stunden (vgl. Andrist et al. 2006, S. 10). Der Berufsstand Pflege kann in diesem Zusammenhang durch der dominanten Ärzteschaft, als eine unterdrückte Berufsgruppe bezeichnet werden (vgl. Andrist et al. 2006, S. 25). Überwiegend hatte das niedrige Ansehen der Pflegekräfte mit ihrem überwiegend vorherrschenden, weiblichen Geschlecht zu tun (vgl. Andrist et al. 2006, S. 26 ff). Aus diesem Grund wollten Pflegekräfte sich durch die Akademisierung, der Stellung der Ärzte, anpassen, zum Beispiel durch *„advanced practice nurse[s]"* (Andrist et al. 2006, S. 25). Die ersten akademischen Studiengänge in Amerika entstanden aufgrund dieser Entwicklung, bereits am Anfang des 20. Jahrhunderts (vgl. Friesacher 2008, S. 50). Folglich gab es 1907 den ersten Lehrstuhl, für Pflege, an der Columbia-Universität in New York (vgl. Bischoff-Wanner 2000, S. 30).

4.3 In der Schweiz

Die Geschichte der Pflege in der Schweiz wird nun ebenfalls in dieser Arbeit näher beleuchtet, da aufgrund der besseren Arbeitsbedingungen, viele deutsche Pflegekräfte dorthin auswandern (vgl. Schmiegel 2011, S. 12). In der Schweiz lassen sich die Ursprünge der Pflege bis in das 19. Jahrhundert zurückverfolgen. Im Jahre 1859 wurde in Lausanne die erste Pflegeschule errichtet. In der Schweiz gab es zahlreiche Diakonissenhäuser, die vergleichbar mit den katholischen Orden in Deutschland waren. Die Diakonissenhäuser wurden allerdings erst im 19. Jahrhundert gegründet (vgl. Bürki 2008, S. 121). Bereits 1842 wurde das erste Diakonissenhaus im waadtländischen Echallens in der Schweiz eröffnet.

Die Diakonissenhäuser dienten in erster Linie der Kranken- und Altenpflege. Diese sollten die Möglichkeit bieten, dass junge unverheiratete Frauen einen angesehenen Beruf, in der Pflege, erlernen (vgl. Rügger, Sigrist 2011, S. 106). Das Bestreben der Schweizer lag darin, wie die Amerikaner, die Pflege nach dom Leitvorstellungen von Florence Nightingale als gesellschaftlich hoch angesehenen Frauenberuf auszurichten (vgl. Bürki 2008, S. 121).

> „Bei diesen Bestrebungen traten hauptsächlich der schweizerische Gemeinnützige Frauenverein und das Schweizerische Rote Kreuz (SRK), dem um die Jahrhundertwende die Generalverantwortung für die Pflegeschulen überlassen wurde, in Erscheinung".[2]

Im Rahmen von parlamentarischen Diskussionen argumentierte das Schweizerische Rote Kreuz (SRK) mit der Weiblichkeit der Frauen, deren Hände für die Heilung von Wunden und nicht mehr für den Kampf gegen Feinde zum Einsatz kommen zu lassen (vgl. Bürki 2008, S. 121 f). Dies hatte große Auswirkungen auf das Ansehen der Pflege und auf das Rollenbild der Frau. Folglich war nicht mehr die Rede von einem *„Unterschichtprojekt, wie es die Wärtertradition darstellte"* (vgl. Bürki 2008, S. 122). Ungelernte Pflegekräfte hingegen fanden, mit der Zeit, lediglich Arbeitsplätze in der Psychiatrie (vgl. Bürki 2008, S. 122).

In der Schweiz hatte sich die Pflege im 19. Jahrhundert zu einem reinen Frauenberuf entwickelt, jedoch bestand, ab den vierziger Jahren des 20. Jahrhunderts, ebenso die Möglichkeit für Männer den Beruf des Krankenpflegers zu erlernen. Folglich wurden die ersten Pflegeschulen, in denen nur Männer aufgenommen wurden, etabliert (vgl. Bürki 2008, S. 122 f).

Zur Gründung von Pflegeschulen haben im wesentlichen die schweizerischen Ärztinnen und Ärzte, die auch hauptsächlich beim SRK verantwortlich waren, beigetragen. Zu Beginn des 20. Jahrhunderts erfolgten somit die von Ärzten initiierte Gründungen vieler Pflegerinnenschulen (Ausgrenzung von Männern in der Pflege, so dass die Schulen als „Pflegerinnenschulen" bezeichnet wurden), als auch von Kliniken die meist an diese Schulen angeschlossen waren (vgl. Bürki 2008, S. 123). Innerhalb der SRK herrschte eine dominante Ärzteschaft vor, weshalb es dem Berufsstand der Pflege verwehrt blieb, eine vollständige Selbstverwaltung ihrer eigenen Profession zu erreichen (vgl. Bürki 2008, S. 127). Folglich wurde 1944 von den Ärzten des SRK, ein Antrag

---

[2] nach Fritschi, Alfred: Schwesterntum. Zur Sozialgeschichte der weiblichen Berufskrankenpflege in der Schweiz 1850-1930. Zürich 2006, S. 157.

des Krankenpflegebundes, zur „Übertragung der Aufsicht über die Krankenpflegeschulen" abgelehnt, obgleich der Auffassung des Krankenpflegebundes nach *„die Berufsangehörigen dazu besser in der Lage gewesen wären"*, da die *„Examenskommission des SRK ausschließlich aus Ärzten bestand"* (vgl. Bürki 2008, S. 126).

Parallel wurde vom SRK ein Sekretariat für Pflegerinnen errichtet, welches mit Krankenschwestern besetzt wurde, *„damit sich um die Angelegenheiten der Pflegeschulen gekümmert wird"* (vgl. Bürki 2008, S. 127). Unter anderem wird dadurch deutlich gemacht, dass das SRK die Verwaltung der Pflegeschulen nicht hergeben wollte und die Pflege im eigen Regime keine Möglichkeit fand, sich von der dominierenden Ärzteschaft abzukapseln und eine *„völlige Autonomie innerhalb eines Berufsverbandes"* zu erzielen (vgl. Bürki 2008, S. 127).

4.4 Gemeinsamkeiten und Unterschiede dieser drei Länder

Die Pflege musste sich sowohl in Deutschland, als auch in der Schweiz und in Amerika, sich das Ansehen, welches heutzutage in der Gesellschaft besteht, über Jahrhunderte erarbeiten und erkämpfen. Oftmals kam die Profession der Ärzteschaft dazwischen, die aufgrund des hohen männlichen Anteils dominanter erschien, als die Pflegekräfte mit einem hohen weiblichen Anteil. Dadurch wurde es den Frauen erschwert, aus dem Pflegeberuf eine Profession zu machen, denn *„das Bürgertum und die Profession ließen nicht davon ab, den Frauen den Zugang zu den bürgerlichen Professionen bis weit ins 20. Jahrhundert hinein immens zu erschweren"* (vgl. Bürki 2008, S. 45).

> „In der Gesellschaft waren Frauen des 19. und 20. Jahrhunderts aufgrund ihres Geschlechts von Beruf und Bildung ausgeschlossen und ihre Einschließung in der bürgerlichen Familie waren materielle und ideologische Voraussetzung für die Durchsetzung der Professionsidee und ihre Realisierung in der männlich bestimmten Kultur des Professionalismus".[3] (vgl. Bürki 2008, S. 45)

---

[3] nach Siegrist, Hannes: Bürgerliche Berufe. Die Professionen und das Bürgertum. In: Siegrist, Hannes (Hg.): Bürgerliche Berufe. Zur Sozialgeschichte der freien und akademischen Berufe im internationalen Vergleich. Göttingen 1988, S. 37.

„Entsprechend war es einfach für die Ärzte, sich seit dem Mittelalter zügig zu professionalisieren. Der Mann war aufgrund seines Geschlechts oftmals als Arzt tätig, weshalb die Rollenverteilung eindeutig war und sich der Mann als Arzt entsprechend professionalisieren konnte, da ihm kein Beruf oder Studium verwehrt wurde. Das Gegenbeispiel bildete die Frau ab, die aufgrund ihres Geschlechts nicht studieren durfte und letztlich als Pflegende tätig war". [4] (vgl. Bürki 2008, S. 115)

„Der Pflegeberuf wurde von der Frau gänzlich aus weiblicher Intuition ausgeführt. Die Frau war entweder nicht verheiratet und stattdessen als Pflegekraft tätig, oder sie war verheiratet und kümmerte sich um die Familie. War sie beruflich tätig, dann in einem Orden, freiberuflich, oder sie wurde im Krieg dazu beordert. Daraus wird verdeutlicht, dass grundsätzlich das Ansehen eines Berufes stark von dessen Geschlecht abhängig war". [5] (vgl. Bürki 2008, S. 115)

So ist mit der ‚Verweiblichung' eines Berufs … *„ein Statusverlust und eine Abwertung von Tätigkeitsmerkmalen zu beobachten, umgekehrt geht die ‚Vermännlichung' einher mit der Aufwertung eines Berufs und einem ‚Statusgewinn'"* (vgl. Bürki 2008, S. 44) . Aus diesen Grund muss auch heutzutage um ein besseres Ansehen in der Pflege gerungen werden, da heute, wie damals, dieser Beruf einem hohen Anteil an Frauen aufweist (vgl. Landenberger et al. 2005, S. 68).

Das Bestreben nach Professionalisierung ist in Amerika schneller vorangegangen ,als in allen anderen Ländern, da die Amerikaner ein *„säkulares Verständnis von Krankenpflege hatten und eine frühe Professionalisierung und Akademisierung förderten"* (vgl. Kremer 2008, S. 46). Im Gegensatz zu Deutschland, wo die Kirche und das christliche Leitbild prägend für die Pflege war, so dass sich Pflege zu einem „weiblichen Teil der Medizin" entfaltete (vgl. Kremer 2008, S. 46). Als letztes Land, waren es in der Schweiz die dominierenden Ärzte, die sich der Selbstverwaltung der Pflege in den Weg stellten.

---

[4] nach Rabe-Kleberg, Ursula: Professionalität und Geschlechterverhältnis. Oder: Was ist „semi" an traditionellen Frauenberufen. In: Combe, A./Helsper, W (Hg.): Pädagogische Professionalität. Frankfurt a.M 1996., S. 276–302, hier S. 288.

[5] Siehe dazu auch: Wetterer (1993) / Costas (1992) / Heintz et al (1997).

Deutlich wird aber, dass sowohl in der Schweiz, als auch in den USA, das Streben nach Professionalisierung der Pflege von den Ärzten stärker befürwortet wurde, als es in Deutschland der Fall war.

4.5 Veränderungen in Deutschland im Vergleich zu der amerikanischen Entwicklung

In Deutschland ist der Pflegeberuf, im Vergleich zu den USA, noch lange nicht auf dem Niveau der Amerikaner, bezüglich der Professionalisierung des Pflegeberufes, da *„erst seit den letzten Jahrzehnten die Bestrebungen vorhanden sind, die Krankenpflege in Deutschland zu professionalisieren"* (vgl. Hornung, Lächler 2006, S. 164). In Deutschland hat sich die Pflege zu lange der Medizin untergeordnet (vgl. Hornung, Lächler 2006, S. 163 f). Auch heute besteht die Mühe immer noch darin, eine klare Grenze zwischen Medizin und Pflege zu ziehen (vgl. Schliz 2010, S. 10).

In den USA gab es, im Vergleich zu Deutschland, erheblich weniger Einfluss seitens der Kirche bezüglich der Pflege. Des weiteren konnte in den fünfziger Jahren des 20. Jahrhunderts die Pflege als ein eigenständiger Beruf etabliert werden, unabhängig von der Medizin (vgl. Schroeter 2006, S. 57). In den USA ist die Pflege bereits im Jahre 1937 *„im Lehrplan der Nationalen Liga für Krankenpflegeausbildung zur Lehrer/in und Gesundheitsbeauftragte/n"* aufgeführt worden (vgl. Büker 2009, S. 133). Ebenso zählt die Pflege heutzutage zu den etablierten akademischen Disziplinen des Landes. In Bezug auf den pflegerischen Bereich, können universitäre Abschlüsse wie der *„Bachelor of Science in Nursing" (BSN)* und aufbauend der *„Masterabschluss of Science in Nursing (MSN)"* erworben werden (vgl. Schroeter 2006, S. 56). Zudem kann im Anschluss des Masters ein Promotionsstudium in Pflegewissenschaften erworben werden (vgl. Schroeter 2006, S. 56). Für die tägliche Praxis „am Bett" ist bereits eine Mindestqualifikation als BSN, also ein Universitätsabschluss für die direkte Patientenversorgung, notwendig (vgl. Schroeter 2006, S. 56). In den USA konnte erreicht werden, dass die Zusammenarbeit der Pflege und der anderen Berufsgruppen, des Gesundheitswesens, auf Augenhöhe stattfindet (vgl. Büker 2009, S. 133). Hierbei hat Deutschland noch aufzuholen, wenn für die Berufspraxis der Pflege am Bett, ein akademischer Grad, Voraussetzung sein soll.

Hinsichtlich grundsätzlicher sprachlicher Eigenschaften bestehen im Vergleich zwischen Deutschland und den USA erhebliche Unterschiede, denn in vielerlei Hinsicht wirkt die englische Sprache unkomplizierter als die deutsche.

Während in Deutschland die Pflege selbst noch in Gesundheits- und Kinderkrankenpflege, Gesundheits- und Krankenpflege und Altenpflege gegliedert wird, genügt in den USA die Bezeichnung „Nurse" für Alle, die der Berufsgruppe Pflege zugehörig sind. Die Aufteilung des Pflegeberufes ist lediglich in Deutschland existent (vgl. Landenberger et al. 2005, S. 69 / Hanika 2012, S. 695). Ebenfalls kommt hinzu, dass in der englischen Sprache nicht zwischen dem *„SIE"* und *„DU"* – wie es in der deutschen Sprache üblich ist – unterschieden wird (vgl. Kretzenbacher, Segebrecht 1991, S. 13). Unabhängig, ob es sich um die Pflegekraft, oder den Arzt handelt, erfolgt die Ansprache beider Berufsgruppen im englischen mit *„YOU"*, in der deutschen Übersetzung mit „DU". Außerdem gibt es zwischen den drei Geschlechtern (Neutrum, Femininum und Maskulinum) in der englischen Sprache keinen Unterschied (vgl. Lopin 2008, S. 21 f). Diese Tatsache führt dazu, dass von der Sprache her, kein Unterschied zwischen den Geschlechtern (m/w/d) vollzogen wird und somit die Sprachanwendung das Arzt-Schwestern-Verhältnis relativiert. Besonders in Bezug auf das Rollenverständnis zwischen Frau und Mann, welches für die Pflege, die Ärzteschaft und dessen Entwicklung prägend war, wird hierbei, auf sprachlicher Ebene, kein Unterschied gemacht. Die Anrede der deutschen Pflegekräfte müsste neu gestaltet werden, wenn diese Logik auf das deutsche System übertragen werden würde. Vergleichsweise wurde 2002 In der Schweiz die Berufsbezeichnung des *„Krankenpflegers"* und der *„Krankenschwester"* in *„Pflegefachmann"* und *„Pflegefachfrau"* gewechselt. Eine Veränderung in der Anrede der Pflegekräfte ging damit einher. Weshalb diese bevorzugt mit *„SIE"* und dessen Nachnamen angesprochen werden (vgl. Bürki 2008, S. 46). Solche Faktoren sind klein, aber könnten dennoch auch in Deutschland zu einer Steigung der Attraktivität des Pflegeberufes beitragen.

5 Pflegetheoretische Grundlagen bei Dorothea Orem

5.1 Biographie der Dorothea Elizabeth Orem

Zu den ersten amerikanischen Pflegetheoretikerinnen gehört Dorothea Elizabeth Orem. In den dreißiger Jahren des 19. Jahrhunderts begann für Sie ihre Pflegekarriere, als Sie in Washington DC ihr Pflegediplom erhielt. Den *„Bachelor of Science"* in der Krankenpflege erhielt sie von der Catholic University of America 1939 und 1945 den *„Master of science"* für Krankenpflegeausbildung. Im weiteren Verlauf ihres Lebens erlangte sie etliche Erfahrungen in der Lehre, Krankenhauspflege und Privatpflege. In den Zeitraum von 1940 bis 1949 war Dorothea Orem in der Pflegeabteilung des Providence Hospital in Detroit tätig. Ebenfalls in der selben Stadt als Direktorin einer Krankenpflegeschule. Nach diesem Lebensabschnitt arbeitete sie viele Jahre in der Gesundheitsbehörde, als Beraterin im Bundesstaat Indiana. Das Ziel von Dorothea Orem war die Pflegequalität zu verbessern. Als nächstes in ihrem Lebenslauf arbeitete sie im Gesundheitsministerium von Washington DC. [1958 bis 1960]. Das dortige Projekt an dem Sie gearbeitet hatte, galt zur Verbesserung der praktischen Pflegeausbildung. Daraufhin veröffentlichte sie *„Ratschläge zur Curriculumentwicklung in der Krankenpflegeausbildung"* (im Original: *„Guidelines for Developing Curricula for the Education of Practical Nurse"*). Die Grundidee ihrer Selbstpflegedefizittheorie entstand in jener Zeit.

Sie orientierte sich bei der Entwicklung ihres Modells an folgenden Fragen:

- Warum tun Pflegekräfte, was sie tun?
- Was tun Pflegekräfte?
- Was sollten sie als die Ausübenden der Pflege tun? Und
- Was ist das Ergebnis dieses Tuns?

An der Catholic University, an der sie mittlerweile Professorin war, entwickelte sie ihr Konzept der Pflege und Selbstpflege weiter. 1971 kam es dann zur Veröffentlichung ihres ersten Buches *„Pflege – Konzepte für die Praxis"* (im Original: *„Nursing – Concepts of Practice"*). In den weiteren Jahren wurde dieses Buch von Dorothea Orem immer weiter überarbeitet. Als letzte Station ihres Lebenslaufes gründete sie Ihre eigene Firma, wo sie als Beraterin für Pflegeausbildung und Pflege tätig war. 1984 ging Dorothea Orem in den Ruhestand (vgl. Ann Marriner-Tomey 1992, S. 189 / Cavanagh 1997, S. 9 / Mischo-Killing/Wittneben 1995, S. 83).

5.2 Schwerpunkte der Pflegetheorie des Selbstpflegedefizits

Wann und warum pflegerische Fürsorge notwendig ist, wird durch die Pflegetheorie von Dorothea Orem beschrieben und erklärt. Die Selbst-pflegedefizittheorie ist in drei Theorien gegliedert, welche in Zusammenhang stehen. Dorothea Orem sieht den Menschen als Wesen, dass das Bedürfnis und die Fähigkeit besitzt für sich selbst zu Sorgen. Auf diesen Grundgedanken baut sie ihr Selbstpflegemodell auf, welches aus den folgenden drei Theorie Teilaspekten besteht:

1. Theorien der Selbstpflege/Dependenzpflege

2. Theorie des Selbstpflegedefizits und

3. Theorie der Pflegesysteme (vgl. Kruijswijk Jansen/Mostert 1997, S. 14).

5.3 Theorien der Selbstpflege/Dependenzpflege

Mit Selbstpflege beschreibt Dorothea Orem alle ausübenden Aktivitäten, die Menschen aus eigenen Belangen einleiten, um ihre Gesundheit und ihr Wohlbefinden zu erhalten. Diese praktizierten Tätigkeiten dienen der Aufrechterhaltung von Gesundheit und Leben. Diese sind erlernte Handhabungen, die durch etliche Faktoren wie Reife, Kultur und Alter beeinflusst werden (vgl. Cavanagh 1997, S. 20 f).

Dorothea Orem versteht unter Dependenzpflege *„die gesundheitsbezogene, personenorientierte, kontinuierlich regulierende und entwicklungsbedingte Betreuung, die von den zuständigen Erwachsenen für Kinder und Säuglinge, oder für Erwachsene mit gesundheitlichen Einschränkungen geleistet werden"* (vgl. Orem 1997, S. 9).

5.4 Pflege, Selbstpflege- und Dependenzpflegekompetenzen

<u>Die Pflegekompetenz</u> beschreibt die Fertigkeiten von Pflegekräften, die bestimmte Handlungen ausüben, um Pflegeziele zu erreichen, die für Wohlbefinden, Gesundheit und das Leben des Patienten förderlich sind (vgl. Orem 1997, S. 270). Durch die Pflegekompetenz wird sowohl die Dependenzpflegekompetenz des Angehörigen, als auch die Selbst-pflegekompetenz des Patienten unterstützt (vgl. K.Sander / K.Schneider 2001, S. 22). Nach Orem wird die Pflegekompetenz von Grund auf durch eine spezifische Ausbildung entwickelt. Wissen das zusätzlich erworben wird, geschieht durch pflegerische Erfahrungen und Weiterbildungen (vgl. Orem 1997, S. 270). Diese erworbenen Kenntnisse und Fähigkeiten werden an einem festgelegten Defizit angesetzt, um den Patienten behilflich zu sein, dass er seine eigene Handlungskompetenz für die Selbstpflege weiterentwickelt, beziehungsweise seinen eigenen situativen Selbstpflegebedarf versteht und entsprechend erfüllt (vgl. K.Sander / K.Schneider 2001, S. 22). Pflegekompetenz wird als ein Potential angesehen, welches als eine Zusammensetzung von entstandenen und entwickelten Fähigkeiten verstanden und von den Pflegenden in das tägliche Tun umgesetzt wird (vgl. Orem 1997, S. 270).

<u>Die Selbstpflegekompetenzen</u> gelten als Fertigkeiten, die Voraussetzung sind, um gezielte Handlungen ausführen zu können (vgl. Orem 1997, S. 232). Es sind Fertigkeiten und Fähigkeiten, die dazu nützlich sind, sich selbstständig an der eigenen Pflege beteiligen zu können, welche von Kindheit an erlernt werden. Diese lässt sich definieren als *„komplexe, erworbene Fähigkeit, die eigenen kontinuierlichen Erfordernisse der Sorge für die eigene Person selbst zu erfüllen, durch die Lebensprozesse reguliert werden, die Ganzheit der menschlichen Strukturen, Funktionen und Entwicklungen aufrechterhalten oder gefördert und das Wohlbefinden gesteigert werden“* (vgl. Orem 1997, S. 232f).

Das bedeutet im Umkehrschluss, dass jeder Mensch dazu fähig ist für sich zu sorgen. Des weiteren können die Selbstpflegeerfordernisse der Mitmenschen ,oder die eigenen beurteilt und entsprechend eingesetzt werden. Zur Ausführung der Selbstpflege verfügt die selbstpflegekompetente Person über eine gewisse Befähigung und ein gewisses Potenzial, welche von Dorothea Orem in folgenden Komponenten gegliedert wird:

- Logisches Denkvermögen
- Integration
- Zeiteinteilung
- Motivation
- Fertigkeiten
- Wissenserwerb
- Kontrolle von Körperhaltungen
- Kontrollierter Einsatz von Energien
- Entscheidungsfindung
- Aufmerksamkeit und Wachsamkeit (vgl. Orem 1997, S. 243).

Vergleichbar mit der Selbstpflegekompetenz ist die <u>Dependenzpflegekompetenz</u>. Diese beschreibt zunächst die Fertigkeit eines Menschen, zu erkennen, dass eine betroffene Person nicht in der Lage ist, einzelne, Selbstpflegeerfordernisse zu erfüllen. Das geschieht aufgrund von Einbußen bezüglich der Gesundheit. Des weiteren verfügt die dependenzpflegekompetente Person über einen erlernten Erfahrungshorizont, um ein, oder mehrere Erfordernisse der betroffenen Person übernehmen zu können. Dependenzpflegekompetenz entwickelt sich entsprechend auf Basis der Hilfebedürftigkeit von Bekannten oder Angehörigen bei deren Selbstpflege (vgl. Orem, D.E. 1997, S. 264 ff).

5.5 Situativer Selbstpflegebedarf und Selbstpflegeerfordernisse

Unter situativer Selbstpflegebedarf ist die Summe aller Maßnahmen zu verstehen, die zur Erfüllung der gegenwärtigen, oder zukünftigen Selbst-pflegeerfordernisse (allgemeine, gesundheitsbedingte und entwicklungsbedingte) eines Patienten zu einem festgelegten Zeitpunkt erforderlich sind.

Folgende Aspekte zur Bestimmung des situativen Selbstpflegebedarfs müssen berücksichtigt werden:

- Ermitteln der bestehenden und zukünftigen Selbstpflegeerfordernisse und im welchen Zusammenhang diese zueinander stehen

- Welche Einflussfaktoren (Entwicklungsstadium, Geschlecht und Alter) spielen eine Rolle

- Bestimmung und Beurteilung der Techniken, oder Methoden, damit die Selbstpflegeerfordernisse erzielt werden können (vgl. Kirkevod 1997, S. 63)

Die festgelegten Techniken und Maßnahmen sollen die Entwicklung und die Funktionen des Patienten binnen einer vorgegebenen Zeit aufrechterhalten und fördern (vgl. K.Sander / K.Schneider 2001, S. 21). Die Bestandteile können von Mensch zu Mensch und von Zeit zu Zeit quantitativ und qualitativ variieren (vgl. Orem 1997, S. 204).

Selbstpflegeerfordernisse werden laut Dorothea Orem als *„formulierte Handlungen und Einsichten, die von oder für Individuen ausgeführt werden und von denen man annimmt, oder weiß, dass sie für die Regulierung der menschlichen Entwicklungen und Funktionen jedes einzelnen nötig sind"*, definiert (vgl. Orem 1997, S. 208).

Es werden zehn Bedingungsfaktoren unterschieden, die die Form und das Ausmaß zum Entsprechen der Selbstpflegeerfordernisse bestimmen:

1. Angemessenheit und Verfügbarkeit von Ressourcen

2. Umweltfaktoren

3. Lebensstrukturen einschließlich der regelmäßigen Aktivitäten

4. Familiäre Systemfaktoren

5. Soziokulturelle Orientierung

6. Faktoren des Gesundheitspflegesystems; zum Beispiel medizinische Behandlungs- und Diagnostikmodalitäten

7. Gesundheitszustand

8. Entwicklungsstand

9. Geschlecht

10. Alter (vgl. Orem 1997, S. 221).

Wird die Selbstpflegekompetenz überschritten, indem der Situative Selbstpflegebedarf zu unbeständig und verflochten ist, so entsteht ein Selbstpflegedefizit (vgl. Orem 1997, S. 228).

5.6 Allgemeine, universelle Selbstpflegeerfordernisse

Für alle Menschen sind allgemeine Selbstpflegeerfordernisse von Bedeutung, weshalb sie Lebensnotwendig sind, für das Fortbestehen des Lebens. Werden diese entsprechend Wirkungsvoll eingesetzt, fördern sie das Wohlbefinden jedes Individuums. Acht Selbstpflegeerfordernisse werden von Dorothea Orem definiert:

1. Eine ausreichende Sauerstoffzufuhr wird gewährleistet.
2. Eine ausreichende Flüssigkeitszufuhr wird gewährleistet.
3. Eine ausreichende Zufuhr von Nahrungsmitteln wird gewährleistet.
4. Eine Versorgung in Verbindung mit Exkrementen und Ausscheidungsprozessen wird gewährleistet.
5. Ein Gleichgewicht zwischen Ruhe und Aktivität wird gewährleistet.
6. Ein Gleichgewicht zwischen sozialer Interaktion und Alleinsein wird gewährleistet.
7. Vorbeugung hinsichtlich der Risiken für das Leben, das menschliche Wohlbefinden und das menschliche Funktionieren.
8. Förderung der menschlichen Entwicklungen und Funktionen, innerhalb sozialer Gruppen im Einklang mit den Grenzen der Menschen und dem Wunsch normal zu sein, sowie den Potenzialen des Menschen.

Normalität bezieht sich auf das, was menschlich ist und darauf was im Einklang mit den kostitutionellen und genetischen Eigenschaften, sowie Talenten von Individuen steht (vgl. Orem 1997, S. 209).

5.7 Gesundheitsbezogene Selbstpflegeerfordernisse

Sofern die Gesundheit des Menschen beeinträchtigt ist, werden die gesundheitsbezogenen Selbstpflegeerfordernisse hervorgerufen. Diese stehen in Beziehung zu *„Behandlung, Therapie und Hilfeleistung, aber auch mit anderweitigen Dingen, die mit Gesundheitsstörungen zusammenhängen"*(vgl. Kruijswijk Jansen, J. U. Mostert, H 1997, S. 27).

Diese Erfordernisse werden von Dorothea Orem in sechs Kategorien gegliedert:

1. Die medizinische Versorgung wird adäquat gewährleistet.
2. Symptome und Ergebnis der Behandlung werden beobachtet.
3. Medizinische Verordnungen werden verrichtet.
4. Auswirkungen der Behandlung auf die Entwicklung, welche negativ verlaufen, werden erkannt und behoben.
5. Akzeptanz des Gesundheitszustandes und Anpassung des Lebensstils.
6. Krankheitsfolgen und die damit verbundene Behandlung werden akzeptiert (vgl. Orem 1997, S. 219 f).

Gesundheitsbezogene Selbstpflegeerfordernisse haben die Voraussetzung, sich im Krankheitsfall entsprechende Unterstützung von fachkundigen Personen einzuholen (vgl. Dennis 2001, S. 87). Des weiteren sollte das Individuum gewillt sein, dass eigene Selbstkonzept an die geänderte Lebensführung anzupassen (vgl. Cavanagh 1997, S. 28 f).

Diese drei Selbstpflegeerfordernisse stehen in einer wechselseitigen Beziehung zueinander (vgl. Dennis 2001, S. 87).

5.8 Entwicklungsbedingte Selbstpflegeerfordernisse

Bei diesen Erfordernissen wird Bezug auf die Entwicklungsphase des Menschen und Gegebenheiten genommen, welche diese Phase beeinträchtigen können. Das Tun jedes Individuums soll so gestaltet werden, dass ein höheres Entwicklungsstadium erreicht werden kann. Diese Stadien werden von Dorothea Orem wie folgt unterteilt:

- Fötus, einschließlich Geburt

- Neonatales Stadium

- Frühes Kindesalter

- Kindheit und Jugend

- Erwachsenenalter

- Schwangerschaft als Jugendliche, oder als Erwachsene (vgl. Dennis 2001, S. 75).

Die entwicklungsbedingten Selbstpflegeerfordernisse werden zusätzlich in drei Bereichen unterteilt:

1. Gewährleistung von Bedingungen, welche die Entwicklung fördern

2. Engagement in der Selbstentwicklung

3. Entwicklungsstörungen (vgl. Orem 1997, S. 215 ff).

5.9 Theorie des Selbstpflegedefizits

Die zweite Teiltheorie, die der Selbstpflegedefizit-Theorie *„entwickelt und formuliert die Gründe, warum Menschen Pflege benötigen"* (vgl. Orem 1997, S. 189).

Ein Selbstpflegedefizit ist vorhanden, wenn ein Ungleichgewicht zwischen den situativen Selbstpflegebedarf und der Selbstpflegekompetenz aufgrund von Einschränkungen besteht. Dieses steht mit den Bestandteilen einer Selbstpflegeeinschränkung und eines situativen Selbstpflegebedarfs in einer engen Beziehung.

Es wird laut Dorothea Orem zwischen teilweisen und vollständigen Selbstpflegedefiziten unterschieden. Sind nicht alle Selbstpflegeerfordernisse betroffen, spricht Dorothea Orem von einem teilweisen Defizit. Wenn die Fähigkeiten um ein situatives Selbstpflegebedarf zu erfüllen, gänzlich fehlen, liegt ein vollständiges Selbstpflegedefizit vor.

Ist demnach die Selbstpflegefähigkeit zu niedrig, um sich selbständig seinen Pflegebedarf erfüllen zu können, benötigt diese Person pflegerische Unterstützung. Um das Ausmaß des Defizits der individuellen Einschränkungen und Selbstpflegefähigkeit zu bestimmen, werden diagnostische Maßnahmen vorgenommen. Wird ein Selbstpflegedefizit festgestellt, wird professionelle Pflege als Hilfe hinzugezogen (vgl. Orem, 1997, S. 191).

5.10 Theorie der Pflegesysteme

Bei der letzten Teiltheorie werden Beziehungen beschrieben, die bestehen müssen, damit Pflege stattfinden kann.

„Die Theorie des Pflegesystems enthält die Struktur und den Inhalt der Pflegepraxis. Es handelt sich um eine Theorie, die die Eigenschaften des Pflegenden, die Pflegekompetenz, mit den Eigenschaften des Patienten, der situativen Selbstpflegekompetenz (Dependenzpflegekompetenz) und dem Selbstpflegebedarf verbindet" (vgl. Orem 1997, S. 270). Die Theorie wird durch drei Begrifflichkeiten geprägt; Methoden von Helfen, Pflegesysteme und die Pflegekompetenz.

Die Pflegesysteme werden nach Orem in drei Bereiche unterschieden, in dessen die Rollen deutlich verteilt sind. Welche Handlungen der Pfleger, welche der Handlungen der Patient und welche sie Gemeinsam tätigen, werden hierbei definiert (vgl. Dennis 2001, S. 126). Die Rollenverteilung wird in Abbildung 1 nochmals verdeutlicht., als auch folgend erörtert:

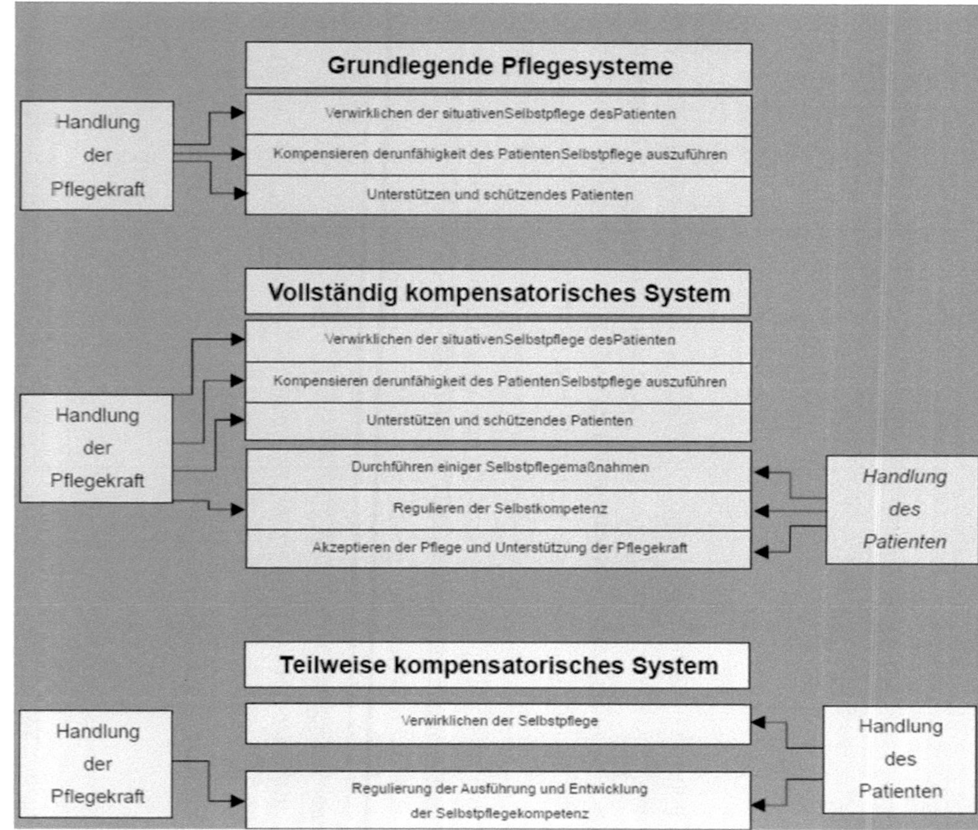

Grundlegende Pflegesysteme
Handlung der Pflegekraft
Verwirklichen der situativenSelbstpflege desPatienten
Kompensieren derunfähigkeit des PatientenSelbstpflege auszuführen
Unterstützen und schützendes Patienten

Vollständig kompensatorisches System
Handlung der Pflegekraft
Verwirklichen der situativenSelbstpflege desPatienten
Kompensieren derunfähigkeit des PatientenSelbstpflege auszuführen
Unterstützen und schützendes Patienten
Durchführen einiger Selbstpflegemaßnahmen
Regulieren der Selbstkompetenz
Akzeptieren der Pflege und Unterstützung der Pflegekraft
Handlung des Patienten

Teilweise kompensatorisches System
Handlung der Pflegekraft
Verwirklichen der Selbstpflege
Regulierung der Ausführung und Entwicklung der Selbstpflegekompetenz
Handlung des Patienten

5.11 Vollständig, Teilweise und Unterstützend-erzieherisches System

<u>Ist der Patient nicht mehr in der Lage</u> die Selbstpflege vollständig durchzuführen, wird das vollständig kompensatorische Pflegesystem eingesetzt. Der Patient ist demzufolge vollständig auf die Unterstützung der Pflegekraft angewiesen (vgl. Orem, D.E. 1997, S. 334 ff).

<u>Ist der Patient in der Lage seine Selbstpflege teilweise</u> durchzuführen, so wird das teilweise kompensatorische Pflegesystem angewendet. Der Patient ist demnach nur Teilweise von der Hilfe der Pflegekraft abhängig (Vgl. Orem, D.E. 1997, S.336).

<u>Benötigt der Patient lediglich eine Anleitung und Unterstützung</u> bezüglich der Durchführung seiner Selbstpflege, dann findet das unterstützend-erzieherische Pflegesystem Anwendung (vgl. Altenpflege Konkret 2001, S. 67 / K.Sander / K.Schneider 2001, S. 22).

Um den Patienten helfen zu können, werden gezielte *„Methoden des Helfens"* eingesetzt. Diese Methoden sollen den Patienten aufgrund seiner Einschränkungen zur Selbständigkeit verhelfen, beziehungsweise ihn unterstützen.

Folgend werden fünf Methoden nach Orem benannt:

1. Für andere agieren und handeln
2. Anleiten und Führen
3. Psychologische und physische Unterstützung geben.
4. Ein Umfeld erhalten und errichten, welches die persönliche Entwicklung fördert
5. Unterrichten

Die Methoden werden in den drei Pflegesystemen unterschiedlich angewendet, aber können auch miteinander kombiniert zum Einsatz kommen (vgl. Sander / Schneider S. 23 / Orem 1997, S.16).

6 Dorothea E. Orems – Aspekte des Pflegeprozesses

Die Pflegekräfte benutzen den Begriff des Pflegeprozesses, „um die von ihnen durchgeführten professionell-technologischen Verfahren in der Pflegepraxis zu bezeichnen" Der Pflegeprozess beinhaltet „die Ausübung von diagnostischen, verordnenden, regulatorischen oder Behandlungs- bezogenen Verfahren, als auch die Durchführung von Evaluationen, einschließlich Kontrollverfahren" (vgl. Sander / Schneider S. 23 / Orem 1997, S.16).

In der Pflegepraxis differenziert Dorothea Orem drei Aspekte: einen Professionell-technischen, einen Interpersonalen und einen Sozialen, die durch die Pflegekräfte in den Pflegeprozess miteinbezogen werden sollen. Durch diese drei Aspekte wird die Gesamtheit des Pflegeprozesses gebildet, welche voneinander abhängig und miteinander verknüpft sind.

Diese drei Aspekte werden nachfolgend aufgeführt:

1. Der professionell-technische Aspekt erörtert „alle Tätigkeiten, die Pflegende für und mit Patienten durchführen, wenn sie bewusste Handlungen der professionellen Pflege ausüben"(vgl. Dennis 2001, S. 144-146).

2. Der interpersonale Aspekt beschreibt die zwischenmenschlichen Beziehungen, die in pflegerischen Situationen auftreten (vgl. Dennis 2001, S. 144-146).

3. Der soziale Aspekt ist ein Konstrukt, „in dessen die Person in der Rolle des Pflegenden auf eine Person in der Rolle des Patienten trifft" (vgl. Dennis 2001, S. 144-146).

Der Pflegeprozess wird bei Dorothea Orem in drei aufeinander folgende Schritte gegliedert:

- Diagnose und Verordnung
- Entwurf und Planung
- Regulation und Kontrolle

Die einzelnen Schritte verlaufen in einer Abfolge, jedoch nicht immer Geradlinig (vgl. Dennis 2001 S. 148).

6.1 Diagnose und Verordnung

Der erste Bereich ist die Diagnose und Verordnung, welches zwei einzelne und dennoch im Zusammenhang stehende Aufgaben sind. In der Pflegediagnose analysieren und sammeln Pflegende Informationen über den Patienten. Sie tragen Daten unter anderem über den situativen Selbstpflegebedarf und der Selbstpflegekompetenz vom Patienten zusammen und stellen die zukünftige und vorhandene Beziehung zwischen den beiden fest.

Die Pflegeverordnung beschäftigt sich mit den Maßnahmen, die erforderlich sind, um gewisse Selbstpflegeerfordernisse und alle Bestandteile des Situativen Selbstpflegebedarfs erfüllen zu können (vgl. Orem 1997, S. 295).

6.2 Entwurf und Planung

Dieser Teil des Pflegeprozesses beinhaltet einen Entwurf des pflegerischen Han-delns, der das Ausmaß und die Art der Pflege inne hat, die ein Patient benötigt. Ist die Auswahl des Pflegesystems getroffen, wird festgelegt, wer die pflegerischen Maßnahmen ausführen soll (wer welche Rolle übernimmt), die zur Erfüllung des situativen Selbstpflegebedarfs erforderlich sind. Aus dem erarbeiteten Pflegeplan geht hervor *„wer wann welche Handlung, in welcher Reihenfolge und in welcher besonderen Einrichtung ausführt und welche Methoden mit welchen Ressourcen, oder welchen Ausübungen angewendet werden (vgl. Dennis 2001, S.158 / 159).“*

6.3 Regulation und Kontrolle

In der Phase der Regulation werden die geplanten pflegerischen Handlungen/Maßnahmen durchgeführt. In der Phase der Kontrolle, die als letzte Phase des Pflegeprozesses gilt, beurteilen die Pflegende, die Veränderungen und ob das erwartete, im Pflegeplan formulierte Patientenergebnis, entsprechend erreicht wurde. Weiterhin evaluieren die Pflegenden, inwiefern die geplanten Pflegehandlungen effektiv und ausreichend, bezogen auf die Erfüllung der situativ erforderlichen Selbstpflege sind (vgl. Dennis 2001, S. 160).

7 Anwendung der Selbstpflegedefizit- Theorie in der Praxis

Wie bereits am Anfang der Facharbeit erwähnt, kommt die Theorie von Dorothea Orem in einigen Ländern zum Einsatz. Belgien und die Niederlande orientieren sich stark an der Selbstpflegedefizit-Theorie von Dorothea Orem. Außerdem basieren etliche Lehrbücher auf ihrer Lehrmeinung; weshalb Ihre Lehrmeinung somit Ausbildungsinhalt ist und in der Praxis Anwendung findet (vgl. Kruijswijk Jansen, J. U. Mostert, H. 1997, S. 14 ff).

Die Pflegetheorie wird in Deutschland ebenfalls in einigen Einrichtungen herangezogen. Das Kreiskrankenhaus Langenau, das evangelische Geriatriezentrum Berlin und das Klinikum Links der Weser, arbeiten auf der Grundlage dieser Theorie. Außerdem wird an der LWL-Schule, in Lengerich, diese Theorie gelehrt und angewandt. Die Theorie ist bei der Versorgung von Patienten mit Prostatakarzinom (vgl. Brauer. B. Et al. 2002, S. 484 ff) und Diabetes mellitus (vgl. Zimmermann, E. 2002, S. 40 ff) herangezogen worden; als auch bei der prä- und perioperativen Pflege eines Kindes (vgl. Görs, A. 2002, S. 230 ff).

Das evangelische Krankenhaus in Münster hat sich in den vergangenen Jahren zunehmend als Zentrum für Altersmedizin in den Bereichen Akutgeriatrie und Frührehabilitation spezialisiert. Demnach bezieht sich die Intensivstation auch auf die Betreuung von geriatrischen Patienten in akuten Verwirrtheitszuständen, mit apoplektischem Insult, Depression und Demenz. Zusätzlich werden Patienten versorgt, die eine Fraktur infolge eines Sturzes erleidet haben.

Die Intensivstation bietet die Versorgung von maximal fünf Patienten. Neben den geriatrischen Patienten werden internistische Patienten mit Lungen, Sucht und Herzerkrankungen versorgt. Das Hauptaugenmerk liegt in der Versorgung und Betreuung der Patienten mit den erwähnten Krankheitsbildern, welche den Großteil der Intensivstation ausmachen.

Derzeit wird im evangelischen Krankenhaus in Münster mit dem Pflegemodell von Liliane Juchli gearbeitet (ATL's). Es soll nun überprüft werden, ob die Selbstpflegedefizit-Theorie von Dorothea Orem ebenso in die Pflegepraxis dieses Krankenhauses etabliert werden kann. Die Überprüfung soll auf den

Bereich der Intensivstation ausgerichtet und anhand eines Fallbeispiels erörtert werden.

7.1 Fallbeispiel

Ein Patient mit einer Oberschenkelhalsfraktur und dementieller Erkrankung, wird zur postoperativen Versorgung auf die Intensivstation verlegt. Es besteht das Risiko der Entwicklung eines postoperativen Verwirrtheitszustandes, da die neue Umgebung für den Patienten vollkommen fremd ist. Der Faktor Angst spielt hierbei eine bedeutende Rolle. Außerdem wird deutlich, dass der Patient Schmerzen hat, was an seiner Mimik und durch das ruhelose Verhalten im Patientenbett festzumachen ist. Der Kontakt zum Patienten ist bisweilen erschwert. Er kann seinen Selbstpflegeerfordernissen derzeit nicht gerecht werden, weshalb ein Selbstpflegedefizit vorliegt. Die Selbstpflegekompetenz des Patienten ist unterbrochen. Die Vermeidung eines Durchgangssyndroms soll das Ziel sein. Nach dem Pflegeprozess nach Dorothea E. Orem wäre nun folgendes Vorgehen angebracht:

Vorerst nimmt die Pflegekraft eine Diagnose vor, um bestehende Selbstpflegedefizite zu identifizieren und wahrzunehmen. Es gilt die Selbstpflegeerfordernisse, die seitens des Patienten nicht ausgeführt werden können, in die professionelle Pflege mit einzubringen und zu berücksichtigen. Dies würde die unter 6.1 genannte Diagnose und Verordnung einbinden. Folglich wird das entsprechende Pflegesystem ausgesucht, welches in diesem Fall ‚zunächst, dass vollständig kompensatorische System ist. Aufgrund der Narkose kann der Patient seine Bedürfnisse derzeit nicht erfüllen. Hinzukommend würde das Aufkommen eines postoperativen Verwirrtheitszustandes, das Zurückführen des Betroffenen in seine gewohnte Umgebung, um Tage aufschieben. Daraus ergeben sich Entwurf und Planung, die unter 6.2 beschrieben wurden. Die Pflegekraft plant nun eine Unterbringung des Patienten in das zur Verfügung stehende Einzelzimmer, um eine möglichst wohlbefindliche und gedämpfte Atmosphäre zu schaffen. Aufgrund der Unruhezustände des Betroffenen, trifft der Pflegekundige nach bestem Gewissen diese Entscheidung für den Patienten. Der Patient ist nicht in der Lage sich auszudrücken, weshalb für ihn agiert und gehandelt werden muss. Dadurch findet eine Kompensation, durch die Pflegekraft statt. Nun ist der Patient von störenden

Faktoren, wie fremden Stimmen und Monitoralarmen gelöst. Damit wird die unter 6.3 aufgeführte Regulation und Kontrolle im Pflegeprozess vollzogen. Der Patient fühlt sich mit dem Abklingen der Narkose zunehmend ruhiger und durch die Anwesenheit der Pflegekraft fühlt er sich sicher in seiner, vorübergehend, neuen Umgebung. Dem Patienten ist die Angst somit genommen worden. Nun kann die Pflegekraft den Patienten anleiten, sich in seiner jetzigen Lage zurechtzufinden. Der Patient gibt auf Nachfrage keine Schmerzen an, was zunächst durch die entsprechende Lagerung des operierten Beines erreicht werden konnte. Der Patient kann einen Teil seiner Selbstpflegeerfordernisse erfüllen und fühlt sich wohl, sodass ein Übergang vom vollständig kompensatorischen Pflegesystem in das teilweise kompensatorische Pflegesystem stattfindet. Am darauf folgenden Tag wird der Patient Schmerz- und Angstfrei in das Zentrum für Fraktur- und Gelenkerkrankungen im Alter verlegt werden.

7.2 Evaluation

Das aufgeführte Beispiel spiegelt einen Auszug aus dem Stationsalltag der Intensivstation im Evangelischen Krankenhaus wieder und ist in diesem Fall gut anwendbar. Dorothea Orem spricht mit ihrer Theorie kein spezifisches Praxisfeld an, weshalb es auch bei Patienten, unterschiedlichen Alters, mit verschiedenartig gesundheitlichen Defiziten Verwendung finden kann. Die Anwendung der Theorie,ist bei anderen Patientengruppen auf der Intensivstation ebenso möglich. Die Projektion der Theorie auf beatmete, komatöse Patienten würde ebenfalls möglich sein, da diese in das vollständig kompensatorische Pflegesystem einzugliedern sind. Hierbei wird jedoch von Dorothea Orem eine äußerst hohe Kompetenz seitens der professionellen Pflege vorausgesetzt. In das teilweise kompensatorische können Patienten mit einem apoplektischen Insult eingeordnet werden, da sie ihre Selbstpflegeerfordernisse zum Teil selbständig erfüllen können. Patienten die von einer Sucht jeglicher Art be-troffenen sind, benötigen überwiegend anleitende Unterstützung, sowie eine besondere Intensität an psycho-sozialer Betreuung. Diese Betroffenen können ihre Selbstpflege nahezu eigenständig ausführen und werden in das unterstützend-erzieherische Pflegesystem zugeordnet. Hierbei geht hervor, dass die Umsetzung der Theorie auf der Intensivstation des Evangelischen Krankenhauses zu verwirklichen ist. Es bedarf jedoch einer entsprechenden Schulung des Personals.

8 Stärken und Schwächen der Theorie

Nach der intensiven Auseinandersetzung mit der Selbstpflegedefizit-Theorie und den verschiedenen Bestandteilen, gehen Nach- und Vorteile über den Einsatz der Theorie in der Pflegepraxis hervor. Durch das Fallbeispiel wird deutlich, dass eine Anwendung realisierbar ist. Es ist allerdings mit einem hohen Aufwand verbunden.

Nachfolgend wird gezielter auf die Stärken und Schwächen eingegangen.

8.1 Stärken der Theorie

Die Theorie nach Dorothea Orem ist sehr Abstrakt, jedoch aussagekräftig gehalten. Das pflegerische Handeln wird in der Selbstpflegedefizit-Theorie klar durchleuchtet und erklärt, weshalb diese für den Alltag als dienlich angesehen werden kann. Die Pflegekräfte können sich somit hervorragend an den von Dorothea Orem's dargelegten Komponenten des Pflegeprozesses orientieren, um ihr pflegerisches Handeln entsprechend für die Praxis gestalten zu können. Außerdem wird präzise zwischen Laienpflege und professioneller Pflege unterschieden, die von Orem als Dependenzpflege bezeichnet wird (vgl. Schaeffer, D. Et al. 2008, S. 59). Außerdem können Angehörige, als auch der Patient selbst, aktiv in die Pflege einbezogen werden, was die Fähigkeiten des Patienten fördert. Zudem wird die schematische Darstellung von Pflegesituationen ermöglicht und die Selbstpflegedefizite können entsprechend analysiert werden (vgl. Kruijswijk Jansen, J. U. Mostert, H. 1997, S. 40).

8.2 Schwächen der Theorie

Im Vordergrund der Theorie stehen die Defizite und die Krankheit, weshalb das Fortbestehen von Wohlbefinden und Gesundheit des Patienten praktisch nachrangig behandelt wird. Das Vokabular das von Orem verwendet wird, ist sehr umfänglich und teilweise schwer zu verstehen, weshalb es eine intensive Auseinandersetzung mit der Thematik bedarf, sodass Begrifflichkeiten und Zusammenhänge einfacher nachzuvollziehen sind. Ebenso findet keine genaue Beschreibung, für ein bereits bestehendes Selbstpflegedefizit statt. Skalen, Maßstäbe und Normen werden ebenfalls wenig benannt. Wann

Selbstpflegedefizite, in welcher Reihenfolge, behoben werden sollen, geht nicht hervor (vgl. Kruijswijk Jansen, J. U. Mostert, H. 1997, S. 41).

8.3 Besonderheiten der Pflegetheorie

In diesem Abschnitt geht es um die Erläuterung einiger Besonderheiten der Pflegetheorie:

- Zentrale Themen der Selbstpflegetheorie sind die Defizite und Bedürfnisse der Patienten.

- Das Modell von Dorothea Orem wird als ein Pflege-, Interaktions- und Bedürfnismodell klassifiziert (vgl. Altenpflege Konkret 2001, S. 86).

- Die Pflegetheorie von Dorothea Orem hat keine konkreten Strukturvorgaben, demnach sollen die Pflegekräfte Dorothea Orems Vorstellungen auffassen und diese bei der Erstellung des Pflegeplans entsprechend nutzen, sodass dieser den Bedürfnissen der einzelnen Person gerecht wird (vgl. Cavanagh 1997, S. 60).

- Ist der Patient nicht mehr in der Lage seine Selbstpflegeerfordernisse zu erfüllen, verhelfen die Pflegekräfte den Patient dazu.

- Das der Patient selbständig seine Bedürfnisse erfüllen und für sein Wohlbefinden ,sowie seiner Gesundheit sorgen kann, ist das Ziel der Pflege (vgl. Kirkevold 1997, S. 68).

9 Die Akzeptanz und Anwendung der Pflegetheorie von Orem

9.1 in der Ausbildung

Entwickelt wurde die Pflegetheorie in den USA und ist dort in der Praxis als auch in der Ausbildung entsprechend verbreitet. In den Pflegeausbildungen galt die Selbstpflegetheorie, für den Lehrplan, als Grundlage in zahlreichen Krankenpflegeschulen (vgl. Ann Marriner-Tomey 1992, S. 198).

Das Pflegemodell ist mittlerweile auch in Europa weit verbreitet, darunter fallen vor allem Länder, wie die Niederlande, wo die Selbstpflegetheorie ein großes Ansehen in der Praxis und Ausbildung genießt. In Deutschland ist die Pflegetheorie ebenfalls sehr bekannt, dennoch stehen andere Pflegemodelle, wie das von Krohwinkel oder Juchli im Vordergrund.

Durch Literaturrecherche ergab sich, dass etliche Lehrbücher für Altenpflege und Krankenpflege existieren, welche das Modell von Orem vorstellen (z.B.: Altenpflege Konkret).

9.2 in der Praxis

Die Theorie legt sich auf kein spezielles Praxisgebiet fest. Die Pflegetheorie kann bei Personen mit unterschiedlichen gesundheitlichen Einschränkungen und unterschiedlichen Alter angewendet werden. Die Selbstpflegetheorie von Dorothea Orem wurde unter anderem, bereits, bei jungen Frauen nach einer Brustamputation, jungen Alkoholikern, Patienten mit Diabetes und Patienten mit einer Herzinsuffizienz angewendet. Des weiteren wurde es auch mit der Hospizpflege und mit der familienorientierten Mutterschaftshilfe in Verbindung gebracht (vgl. Ann Marriner-Tomey 1992, S. 19). Die Pflegetheorie von Orem ist wie bereits erwähnt in Deutschland bekannt.

Eine Internetrecherche ergab, dass einige Pflegedienste und Kliniken bereits nach der Selbstpflegetheorie von Orem arbeiten:

- Therapiezentrum Buchenberg (Schlaganfall-Neurologischen-Rehabilitation)

- Ambulanter Pflegedienst Rundumhilfe Groß-Umstadt,

- Therapiezentrum Buchenberg

9.3 in der Pflegeforschung

Im internationalen Bereich gibt es mittlerweile etliche Forschungsarbeiten über die Pflegetheorie von Dorothea Orem. Diesbezüglich werden nun einige Bespiele genannt:

- Fleischer und Kearney ein Instrumentarium, um die Selbstpflege-übungen eines Menschen zu messen.

- Mary Ann Swain und Barbara J. Horn entwickelten Kriterien für die Pflege, „die sich mit universellen Selbstpflegeerfordernissen und Gesundheitsabweichungen befassen".

- „Das Selbstpflegeverhalten von Krebspatienten in der Chemotherapie" wurde von Dodd erforscht (vgl. Ann Marriner-Tomey 1992, S. 199 f).

Hierdurch wird lediglich ein Teil aus den zahlreichen Forschungsprojekten dargestellt. Durch solche Projekte geht deutlich hervor, wie vielseitig diese Theorie anwendet werden kann.

10 Kritikpunkte bezüglich Dorothea Orem's Selbstpflegetheorie

In diesem Abschnitt der Bachelorarbeit werden einige Kritikpunkte genannt, die während der Recherche aufgefallen sind:

- Die Selbstpflegedefizittheorie erscheint als unübersichtlich. Die Theorie enthält zwar drei Teiltheorien, aber nur wenige Bücher lassen eine eindeutige Linie erkennen.

- Dorothea Orem verwendet in ihrer Theorie sehr viele Fachbegriffe, die ohne Kenntnisse der Fachsprache nicht zu verstehen wären. Nur durch intensive Beschäftigung, mit der Theorie, entwickelt man entsprechend das Verständnis für die Fachsprache.

- Auffallend ist, dass Dorothea Orem die Sterbebegleitung in ihrer Theorie nicht erwähnt, was berücksichtigt werden sollte, da nicht immer der Fall einer Verbesserung des Gesundheitszustandes eintritt.

- Dorothea Orem macht in ihrer Theorie deutlich, dass jeder Mensch das Bestreben nach Selbstpflege hat. Die Praxis jedoch zeigt, dass es Menschen gibt die nicht den Wunsch und die Motivation zur Selbstpflege haben.

Schlussfolgernd kann festgehalten werden, dass Dorothea Orem mit ihrer Selbstpflegedefizittheorie einen elementaren Beitrag zur Professionalisierung der Pflege geleistet hat. Diese Pflegetheorie, wie auch andere, weist ihre Vor- und Nachteile auf, welche unter den Punkten Besonderheiten und Kritikpunkte fest zu machen sind. Das Ziel der Selbstpflegedefizittheorie ist, dass die Menschen die pflegebedürftig sind, ihre Fähigkeit, beziehungsweise ihr Bedürfnis, zur Selbstpflege wieder erlangen. Hierbei ist die Aufgabe der Pflegekräfte die Defizite zu erkennen und entsprechend zu kompensieren. Mit dieser Theorie gibt Dorothea Orem den Pflegekräften eine Wegweisung, mit der sie gründlich die Selbstpflegedefizite eines Patienten einschätzen und folglich passende Maßnahmen bestimmen können. In dieser Theorie wird die Unterstützung bei der Steigerung der Autonomie der Patienten, als Aufgabenbereich der Pflege verdeutlicht. Auch wenn es heute selbstverständlich ist, dass professionelle Pflegekräfte die Ressourcen pflegebedürftiger Menschen fördern, muss ausdrücklich darauf hingewiesen werden.

Durch die Theorie von Dorothea Orem kann die klinische Pflege transparent gemacht und begründet werden.

Durch die gezielte Förderung der Selbständigkeit, werden das Selbstwertgefühl und das Wohlbefinden des Patienten gesteigert, was folglich zu einer positiven Beeinflussung des Heilungsprozesses führt. Die Pflegetheorie ist besonders für Rehabilitationseinrichtungen geeignet. Die Aktivierung der Patienten mit dieser Theorie kann ein guter Ansatz sein.

Die Umsetzung der Pflegetheorien, die zur Verbesserung der Pflegequalität beitragen, werden durch Leistungsverdichtung, zunehmend kürzere Verweildauer der Patienten und Personalabbau erschwert. Des weiteren sind die klassischen Theorien sehr normativ und beschreiben idealtypisches Pflegehandeln, weshalb eine Analyse der Praxisprobleme, speziell, aus Sicht der Patienten fehlt. Es wird deutlich, dass eine unkritische Übernahme der in den USA entstandenen Theorien nach Deutschland, in ein anderes Gesundheitssystem, mit anderen beruflichen Traditionen, zu Problemen führt. In der bearbeiteten Literatur ist nur in Ansätzen eine Anerkennung der klinischen Relevanz von globalen Theorien im Allgemeinen zu ersehen. An den Pflegetheorien wird die Allgemeinheit und der Abstraktionsgrad kritisiert. Individuelle Einzelfälle können mit Pflegetheorien nicht erfasst werden und kulturelle Aspekte werden nicht berücksichtigt. Schröck stellt fest, dass durch das ständige in Frage stellen der Nützlichkeit von Pflegetheorien für die Praxis, die Mehrheit der Pflegetheorien für die Pflegewissenschaft als Praxisdisziplin, ungeeignet sind (vgl. Schröck 1997, S. 39 ff).

Nach Kühne-Ponesch (2004) gibt die Theorieentwicklung der Berufsgruppe eine Daseinsberechtigung. Es wird deutlich gemacht, dass sich die Pflege in dem was sie tut, von anderen Gesundheitsgebieten unterscheidet. Von Kühne-Ponesch wird die Integration von Pflegetheorien in die tägliche Pflegepraxis gefordert.

Laut Moers & Schaeffer (2006) beschreibt die Mehrheit der Pflegetheorien zwar wie eine fundierte Pflege sein soll, nimmt ihren Ausgangspunkt jedoch nicht bei den Patienten. Folglich wird der Hauptfunktion einer Theorie, nämlich Sachverhalte zu klären, zu wenig nachgekommen. Außerdem stellen die Theorien im Kern die Erfahrungen der Theoretiker dar und basieren wenig auf Forschungsergebnissen. Um Probleme im Praxisalltag zu lösen, können die Pflegetheorien wenig beitragen.

Diese Kritik und die Differenzierung, insbesondere hinsichtlich ihrer Praxistauglichkeit, müssen mehr Berücksichtigt werden. Dadurch, dass Pflegetheorien Erwartungen nicht erfüllen konnten, sind sie in den Hintergrund gerückt. Durch eine neue konkrete Theorieentwicklung unter Berücksichtigung der globalen Theorien, könnten Pflegetheorien eine neue Dynamik und zukunftsorientierte Dimension gewinnen.

Zusammenfassend kann festgehalten werden, dass ein bedeutsamer Einfluss von theoretischen Überlegungen auf die direkte Pflegepraxis beschrieben wird. Die praktische Bedeutung der globalen Theorien im speziellen, lässt sich nicht nachlesen, kann aber am Beispiel von Dorothea Orems Selbstpflegetheorie argumentiert werden. Trotz der Kritik an den Pflegetheorien wird die Notwendigkeit an einer theoretisch fundierten Pflegepraxis nicht in Frage gestellt.

Literaturverzeichnis

Altenpflege Konkret: Pflegetheorien und Pflegepraxis, 1. Auflage, München/Jena 2001.

Andrist, L.; Nicholas, P. K.; Wolf, K. A. (2006): A History of Nursing Ideas. London: Jones and Bartlett.

Basford, L.; Slevin, O. (2003): Theory and Practice of Nursing – An integrated approach to caring practice. 2. Auflage, Cheltenham: Nelson Thornes

Bischoff-Wanner, C. (2000): Pflege im historischen Vergleich: Rennen-Allhoff, B.; Schaeffer, D. (Hrsg.) (2000): Handbuch Pflegewissenschaft. München: Juventa.

Bögemann-Großheim, E. (2011): Pflegewissenschaft II – Bildungs- und Berufswege in Deutschland. Studienbrief der Hamburger Fern-Hochschule.

Brandenburg, H., Dorschner, S. (2008), Pflegewissenschaft 1. Lehr- und Arbeitsbuch zur Einführung in das wissenschaftliche Denken in der Pflege. 2., überarbeitete Und erweiterte Auflage. Bern: Hans Huber.

Brauer, Bianca et al. (2002): Pflegeplanung nach der Selbstpflegedefizit-Theorie. In: Die Schwester, der Pfleger. Heft 06

Büker, C. (2009): Pflegende Angehörige stärken – Information, Schulung und Beratung als Aufgaben der professionellen Pflege. Stuttgart: Kohlhammer.

Bürki, C. O. (2008): Fachhochschulen Gesundheit in der Schweiz – Konzeption und Aufbau im Umfeld der allgemeinen Fachhochschulentwicklung. Bern: Peter Lang.

Cavanagh, Stephen J.: Pflege nach Orem, 2. Auflage, Freiburg 1997.

D'Antonio, P. (2010): American Nursing – A History of Knowledge, Authority, and the Meaning of Work. Maryland: Johns Hopkins University.

Dennis, Connie M.: Dorothea Orem: Selbstpflege- und Selbstpflegedefizit-Theorie, 1. Auflage, Bern 2001

Evers, G.C.M. (1998), S.106. In: Osterbrink, J. (Hrsg.). Erster internationaler Pflegetheorienkongress Nürnberg Bern. Hans Huber Verlag

Fawcett, J. (1998). Konzeptuelle Modelle der Pflege im Überblick. Bern: Hans Huber.

Friesacher, H. (2008): Theorie und Praxis pflegerischen Handelns – Begründung und Entwurf einer kritischen Theorie der Pflegewissenschaft. Göttingen: V & R.

Görs, Angelika (2002): Prä- und perioperative Pflege eines Kindes mit Hernia inguinalis. In: Die Schwester, der Pfleger. Heft 03

Grewe, A.; Stahl, S. (2008): Die akademisierte Pflegeausbildung in Deutschland. In: Ráski, È. (Hrsg.) (2008): Gesundheitsprofi(l) für die Pflege – Pflegewissenschaft in den Berufsalltag: Möglichkeiten auf dem Gesundheitsmarkt. Wien: Facultas.

Jannik Blaschke, Student der Humanmedizin: *https://flexikon.doccheck.com/de/Pflegemodell, 2017*

Judd, D.; Sitzman, K.; Davis, G. M. (2010): A history of american nursing trends and eras. United Kingdom: Jones and Bartlett.

Kelm, R. (2008): Arbeitszeit- und Dienstplangestaltung in der Pflege. 3., überarbeitete Auflage, Stuttgart: Kohlhammer.

Kleinevers, S. (2004): Sexualität und Pflege – Bewusstmachung einer verdeckten Realität. Hannover: Schlütersche.

Kretzenbacher, H. L.; Segebrecht, W. (1991): Vom Sie zum Du – mehr als eine neue Konvention? Hamburg: Luchterhand.

Krikevold, Marit: Pflegetheorien, Aus dem Norw. Übersetzt von Christa Pleyer. München, Wien, Baltimore : Urban & Schwarzenberg 1997.

Kruijswijk Jansen, Joanne / Mostert, Henry: Pflegeprozeß: Die Pflegemodelle von Orem und King im Pflegeprozeß, Berlin 1997.

Kühne-Ponesch, S. (2004). Modelle und Theorien in der Pflege. Stuttgart: UTB GmbH (Verlagsgesellschaft)

Landenberger, M.; Stöcker, G.; Filkins, J.; de Jong, A.; Them, C. Et al. (2005): Ausbildung der Pflegeberufe in Europa – Vergleichende Analyse und Vorbilder für eine Weiterentwicklung in Deutschland. Hannover: Schlütersche.

Lauber, A. (2012): Grundlagen beruflicher Pflege – Verstehen und pflegen. Band 1. 3. Auflage, Stuttgart: Thieme.

Lopin, M. (2008): Spanglish – Ein Beispiel für spanisch-englisches Code-Switching? – Eine Untersuchung am Beispiel des „Don Quijote" auf Spanglish – Bachelorarbeit. Norderstedt: GRIN.

Marriner-Tomey, Ann: Pflegetheoretikerinnen und ihr Werk, 1. Auflage, Basel 1992.

Meleis, A. I. (1999). Pflegetheorie. Gegenstand, Entwicklung und Perspektiven des theoretischen Denkens in der Pflege. Bern: Hans Huber.

Moers, M., Schaeffer, D. (2006). Pflegetheorien heute: Wie können sie die Praxisentwicklung fördern? Die Schwester/Der Pfleger. 45. Jg.

Nikos Karimis, Gesundheits- und Krankenpfleger: *https://flexikon-mobile.doccheck.com/Metaparadigma, 2015*

Orem, Dorothea E.: Strukturkonzept der Pflegepraxis, Berlin 1997.

Peplau, H. E.: Interpersonale Beziehungen in der Pflege: ein konzeptueller Bezugsrahmen für eine psychodynamische Pflege. Übers. Von Kelling, G.. Hrsg. und mit einem Vorw. von Mischo-Kelling, M. Basel/Eberswalde: RECOM Verlag 1995.

Peplau, H. E.: Zwischenmenschliche Beziehungen in der Pflege: ausgewählte Werke. Hrsg. Von O'Toole, A. W. U. Welt, S. R.. Aus dem Amerik. Von Raggenbass, R. Bern, Göttingen, Toronto, Seattle: Verlag Hans Huber 1997.

Robert Koch-Institut (2004). Schwerpunktbericht der Gesundheitsberichterstattung des Bundes, Pflege.

Rüegger, H.; Sigrist, C. (2011): Diakonie – Eine Einführung – Zur theologischen Begründung helfenden Handelns. Zürich: TVZ.

Sander, Kirsten / Schneider, Kordula: Pflegemodelle, Pflegetheorien, Pflegekonzepte, Brake 2001.

Sarnecky, M. T. (1999): A history of the U.S. army nurse corps. Pennsylvania: Henry M. Jackson.

Schaeffer, D. (2002). Pflegeforschung: aktuelle Entwicklungstendenzen und Herausforderungen. PfleGe,7. Jg. (3),

Schaeffer, D., Moers, M., Steppe, H., Meleis, A. (2008). Pflegetheorien, Beispiele aus den USA. Bern: Hans Huber.

Schaeffer, D., Wingenfeld, K. (2011). Handbuch Pflegewissenschaft. Weinheim und München: Juventa ,

Schliz, K. (2010): Zur Bedeutung der Gesundheitswissenschaft für die Pflege am Beispiel der Gesundheitsförderung – Studienarbeit. Norderstedt: GRIN.

Schmiegel, F. (2011): Erfahrungsbericht – Pflegen in der Schweiz. In: Die Schwester Der Pfleger 08/11: *https://www.station24.de/pflege-allgemein/-/content/detail/459239 [Stand: 21.03.2013]*.

Schröck, R. (1997). Bedeutung der Pflegetheorien für die Entwicklung der Pflegewissenschaft in Deutschland: Psych. Pflege Heute 3. Jg. Heft August 1997

Schröck, R.: Konzepte, Modelle und Theorien: Schädle-Deininger, H., Villinger, U.: Praktische Psychiatrische Pflege: Arbeitshilfen für den Alltag. Bonn: Psychiatrie-Verlag gem. GmbH 1996,

Schwarz, R. (2009): Supervision und professionelles Handeln Pflegender. Wiesbaden: VS.

Seiffert, H.,: Theorie. In: Handlexikon zur Wissenschaftstheorie. Herausgegeben von Helmut Seiffert und Gerard Radnitzky. Dtv wissenschaft. München: Deutscher Taschenbuch Verlag GmbH & Co. KG, 2. Aufl. Oktob. 1994, unveränd. Nachdruck des 1989 im Verlag Ehrenwirth, München, erschienenes Werkes.

Stemmer, R. (2004). Aktueller Stand und Perspektiven der Pflegewissenschaft. Pflege & Gesellschaft, 9. Jg., (4),

Steppe, H. (2000). Zur Situierung und Bedeutung von Pflegetheorien in der Pflegewissenschaft. Pflege, 13

Steppe, H.: Pflegetheorien und ihre Bedeutung für die Praxis: Die Schwester/Der Pfleger 28. Jg., Heft 4/89

Taylor, S., Renpenning, K. (2013). Selbstpflege. Wissenschaft, Pflegetheorie und evidenzbasierte Praxis. Bern: Hans Huber.

Van Kampen, N.: Theoriebildung in der Pflege: eine kritische Rezeption amerikanischer Pflegemodelle. Frankfurt am Main: Mabuse-Verl. 1998 (Mabuse Verlag Wissenschaft; 39).

Walter, G.: Pflegetheorien, Modelle, Leitbilder und Konzepte: Ihre Bedeutung für die psychiatrische Pflegepraxis: Sauter, D., Richter, D. (Hg.): Exürten für den Alltag. Professionelle Pflege in psychiatrischen Handlungsfeldern. Bonn: Psychiatrie-Verl. 1999, 1. Auflage.

Watson, J. (1996). Pflege. Wissenschaft und menschliche Zuwendung. Bern: Hans Huber.

Zimmermann, Elke (2002). Pflegehandlungen bei Diabetes Mellitus. In: Die Schwester, der Pfleger. Heft 01